护理工作制度
职责与应急预案

陈俊强　应燕萍　崔妙玲　曾国艳　韦 琴／主　编

杨 丽　凌 瑛　贾 葵　黄春艳　陈育慧／副主编

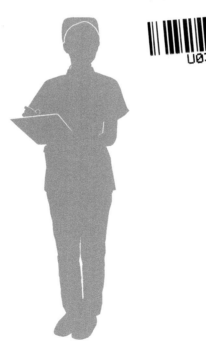

广西科学技术出版社

· 南宁 ·

图书在版编目（CIP）数据

护理工作制度职责与应急预案 / 陈俊强等主编 . —
南宁：广西科学技术出版社，2023.4（2024.1 重印）
（实用护理质量管理丛书）
ISBN 978-7-5551-1939-5

Ⅰ . ①护… Ⅱ . ①陈… Ⅲ . ①护理—规章制度②护理
—岗位责任制③急救—护理 Ⅳ . ① R47

中国国家版本馆 CIP 数据核字（2023）第 063079 号

护理工作制度职责与应急预案

陈俊强　应燕萍　崔妙玲　曾国艳　韦　琴　主编

责任编辑：李　媛　梁诗雨　　　　　　装帧设计：韦娇林
责任校对：冯　靖　　　　　　　　　　责任印制：韦文印

出 版 人：卢培钊
出版发行：广西科学技术出版社
社　　址：广西南宁市东葛路 66 号　　　邮政编码：530023
网　　址：http://www.gxkjs.com
印　　刷：北京虎彩文化传播有限公司

开　　本：787 mm × 1092 mm　　1/16
字　　数：288 千字　　　　　　　　　印　　张：12.25
版　　次：2023 年 4 月第 1 版
印　　次：2024 年 1 月第 2 次印刷
书　　号：ISBN 978-7-5551-1939-5
定　　价：68.00 元

编委会

序　言

参天之木，必有其根脉。质量是医院发展的根之所系，护理是医院进步的脉之所维。

三分治疗，七分护理。护理工作是卫生健康事业的重要组成部分，护理质量与安全管理直接关系到疾病预防、治疗、护理、康复和安宁疗护等重要方面，影响医院临床医疗质量、患者生命健康及社会效益、经济效益。加强护理科学管理、发展智慧护理、创新照护模式、建设护理高峰学科是医疗卫生事业发展的时代要求，也是新时代背景下公立医院高质量发展与精细化管理的本质需要。

"十四五"时期，全面推进健康中国建设对护理事业发展建设提出了新要求。《全国护理事业发展规划（2021—2025 年）》要求"从护理体系、服务、技术、管理、人才等多维度统筹推动护理高质量发展"。当前，在公立医院高质量发展与三级医院绩效考核的推动下，"互联网＋护理服务"及延续性护理服务等模式不断涌现，护理学科发展建设进入前所未有的机遇期与挑战期。

为推动护理管理全面发展，广西医科大学第一附属医院积极融合护理学科发展新理念，抓住新机遇，为规范护理服务行为，提升临床护理各项管理工作的质量效率，按照 ISO9001 质量管理体系对作业指导书的相关要求，以医院护理管理实践为基础，结合当前护理管理学科新知识和新进展，组织专业人员反复淬炼升华，几经易稿，耗时经年，涓滴细流齐汇，最终编写完成了这套指导性强、执行性佳的"实用护理质量管理丛书"。

"实用护理质量管理丛书"包括《护理工作制度职责与应急预案》《临床护理常规（门急诊特殊区域）》《临床护理常规（妇产科、儿科）》《临床护理常规（内科）》《临床护理常规（外科）》《临床护理质量作业指导书》等分册，主要对目前医院临床护理工作质量考核标准、护理工作制度职责与应急预案、临床护理常规、护理实践知识和技能等方面进行系统梳理、总结。本丛书内容丰富、条理明晰，兼具实用性与操作性，适用于各级各类医疗机构护理人员，可为护理工作者提供科学的教材样本与质量考核标准，对于指导护理临床实践工作规范化、标准化、同质化发展，规范护理工作者的专业行为，提升护理质量标准控制管理水平等具有重要意义。

学海无涯，知识无界，护理理论发展与学术进步永无止境。仅以本丛书抛砖引玉，希望广大护理同仁立足本职岗位与临床工作，不断磨炼技能、精益求精，以高质量的护理服务增加人民健康福祉，引领护理学科迈上更高质量、更高效率、更可持续、更为安全的发展之路。

广西医科大学第一附属医院

2023 年 4 月

内容简介

《护理工作制度职责与应急预案》以加强护理安全管理、完善管理体制、提高护理人员应急能力、规范护理服务行为等方面为出发点，结合临床实践，对各级各类人员职责、护理管理制度、护理应急预案与流程等方面进行详细阐述。全书共分三个部分：第一部分为职责篇，第二部分为制度篇，第三部分为应急预案篇。

《护理工作制度职责与应急预案》一书立足于以患者为中心的优质护理服务理念，规范各级人员的护理行为，保证临床护理质量，保障患者安全，确保患者得到优质的、专业化的护理服务。本书内容全面，实用性强，适合广大临床护理工作者特别是护理管理人员阅读学习。

另外，特别说明的是，广西医科大学附属第一医院实行"护理部主任—科护士长（大科一级）—护士长（病区一级）"三级护理管理模式，书中大科一级护士长为"科护士长"，病区一级护士长为"护士长"。

目　录

第一部分·职责篇

第二部分·制度篇

第三部分·应急预案篇

第一章　紧急状态下护理人力资源调配预案

第二章　护理重点环节应急预案及处理流程

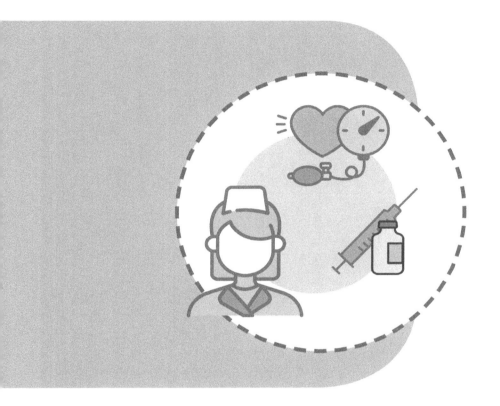

第一部分·职责篇

一、护理部职责

（1）在院长和分管副院长的领导下，负责全院护理业务及行政管理工作。

（2）负责制订医院护理发展规划、年度工作计划和部门预算，并组织实施，定期组织检查与考评。

（3）负责护理人力资源管理，合理配备人员，与组织人事科合作做好护理人员的招聘、调动、任免、晋升、奖惩等工作，向主管院领导及行政主管部门提出考评意见。负责护理人员合法执业、准入管理工作，包括护士执业注册（电子化注册、首次注册）、变更、延续、注销等。

（4）建立健全护理管理组织架构，定期修订各级人员的岗位职责、管理制度、技术操作规程并组织实施，督促检查及考评。

（5）组织开展三级督导，构建护理质量标准与指标体系，定期组织开展护理质量改善项目，持续改进护理质量。

（6）加强护理安全管理，对护理人员发生的不良事件及时组织讨论、分析，并提出整改措施，协调处理护理工作中的投诉、纠纷。

（7）负责护理学科建设与人才培养，积极开展护理科研，制订各类人才培养培训计划并有效落实；培养良好的职业素养及专业能力，提高岗位胜任力，保障患者安全。

（8）定期组织护理行政查房，深入临床了解科室护理工作情况，参加危重症患者抢救指导；关心护理人员的思想、工作、生活，协助解决实际问题，充分调动护理人员的积极性。

（9）定时召开护理部、科护士长、护士长工作例会，总结、分析、反馈和部署全院护理工作。

（10）参加医院行政职能例会及行政查房，反映情况，听取意见；密切与各科室、各部门联系，协调并配合完成各项工作。

（11）组织完成各项教学任务，负责对不同学历层次的实习生、专科护士、进修护士进行培训与指导。

（12）负责护理信息化建设，实现护理科学化管理。

（13）负责突发公共卫生事件护理救治工作的落实及护理人力资源的调配。

（14）定期向分管副院长汇报护理工作，重大问题及时请示报告。

二、护理部主任职责

（1）在院长和分管副院长的领导下，负责全院护理管理工作。

（2）贯彻上级卫生行政主管部门和医院的有关护理工作决定、决议，组织实施与协调。

（3）负责拟定医院护理发展规划、年度工作计划和财务预算，并组织实施，定期组织检查与考评。

（4）建立健全护理组织架构，定期修订各级护理人员的岗位职责、管理制度、技术操作规程、护理质量标准与指标，并组织实施，督促检查及考评。

（5）负责护理人力资源的管理，合理配备人员，与组织人事科合作做好护理人员的调动、任免、晋升、奖惩工作。

（6）定期组织护理行政查房，了解护理工作中存在的问题，提出改进意见；关心护理人员的思想、工作、生活，协助解决实际问题。

（7）定时召开护理部、科护士长、护士长工作例会，总结、分析、反馈和部署全院护理工作。

（8）加强护理安全管理，对护理人员发生的不良事件及时组织讨论、分析，并提出整改措施，协调处理护理工作中的投诉、纠纷。

（9）负责护理学科建设与人才培养，开展国内外学术交流，促进护理科研和技术革新，推广护理新业务、新技术。

（10）组织完成各项教学任务，负责对不同学历层次的实习生、专科护士、进修护士进行培训与指导。

（11）参加医院行政会议及行政查房，反映情况，听取意见；密切与各科室、各部门联系，协调并配合完成各项工作。

（12）加强护理信息化建设，实现护理管理科学化与精细化。

（13）负责突发公共卫生事件护理救治工作的落实及护理人力资源的调配。

（14）定期向主管院领导汇报护理工作，重大问题及时请示报告。

三、护理部副主任职责

（1）在分管副院长、护理部主任的领导下，协助主任分管护理质量、继续教育、教学、学科建设、对口帮扶、护理员（护工）管理工作。

（2）主任外出期间代理主任主持日常护理工作。

（3）协助主任拟定全院护理工作目标、计划。

（4）协助主任拟定、修改完善护理规章制度、护理常规、技术操作规程、岗位职责、护理质量标准与指标，并督促、检查执行情况。

（5）定期督查分管区域的护理工作实施情况；定期巡视分管护理单元，了解护理服务质量、患者及医护意见，及时小结并把意见反馈给病区以改进工作，指导对危重症患者的护理抢救工作；定期对所负责实施的内容进行反馈，提出改进意见并追踪改进效果。

（6）参加护理部、科护士长、护士长工作例会，总结、分析、反馈和部署所分管护理的工作。

（7）协助组织实施护理质量与安全管理工作，定期对护理单元进行环节检查、季度检查，分析护理质量指标，并及时反馈，采取措施，提高护理质量。

（8）协助进行护理人力资源的分配、奖惩、考核、调度工作。

（9）协助分管临床护理教学管理工作，组织贯彻执行上级教学方面的方针、政策、规定和任务，制订护理教学计划，督促检查教学各个环节的执行情况，确保完成教学任务。

（10）协助主任制订护理人员继续教育和培养计划，负责组织对各级人员的业务培训、技术考核工作，并提出意见。

（11）协助分管护理学科建设，制订护理学科建设规划及人才培养计划，开展学科研究并组织实施。

（12）协助突发公共卫生事件护理救治工作的落实及护理人力资源的调配。

（13）定期向主任汇报分管工作，重大问题及时请示报告。

四、护理部干事职责

（1）在护理部主任的领导下工作，协助主任分管行政、质量管理、教学、继续教育等工作。

（2）负责护理部日常事务，护理资料收集、整理、归档管理工作，做好各种文件的打印、复印、分发及登记工作。

（3）参加护理工作小组，协助制订小组工作计划并组织实施。

（4）负责护理有关会议、事宜的通知，做好会议记录。

（5）负责护理信息系统权限管理，负责护士注册工作，包括护士电子化注册、首次注册、变更注册、延续注册、注销注册等。

（6）协助护理部进行护理质量、人才培养及科研管理工作。

（7）协助护理部做好全院护理人员、实习生、进修护士、专科护士、研究生等培训与管理工作。

（8）接待来访，协助做好护理纠纷、投诉的调查、处理和信息反馈工作。

（9）负责护理部办公用品的领取与财产管理工作。

（10）随同护理部主任行政查房，深入科室了解护理工作制度的实施情况，收集意见，反馈信息，提出改进意见。

（11）加强与各部门、各科室的沟通协调，保持良好的工作关系。

（12）协助护理部落实突发公共卫生事件的护理救治工作及护理人力资源的调配。

（13）完成护理部的临时性工作。

五、专职护理质控人员职责

（1）在医院质量管理办公室及护理部的领导下，协助护理部组织、实施医院的护理质量管理工作。

（2）做好全院护理质量三级质控安排，深入科室进行护理质量督导，督促护理人员各项护理规章和常规的执行，做好日常监控。

（3）随机抽查、考核和评价临床护理质量，促进护理质量的提高，持续改进质量。

（4）每月对全院护理质量进行评析，汇总存在问题，进行原因分析，提出改进的对策，在全院护士长例会上进行反馈。

（5）每月完成护理质量考核统计及评析，分别呈报病案信息科和质量管理办公室。

（6）每季度进行护理质量小结，协助各护理质量管理小组组长召开质量控制小组会议，听取改进意见，将会议精神及有待解决的问题向护理部汇报。

（7）协助全院护理不良事件的数据收集、讨论及反馈。

（8）协助护理部收集和整理护理质量监控资料。

（9）进行年度护理质量总结分析，协助护理部完成年度工作总结。

（10）参与建立和完善护理质量标准体系。

（11）参与各专科小组质量管理。

（12）定期向护理部汇报工作，与护理部共同商讨质量改进对策。

（13）参加护理部组织的护理质量管理委员会会议。

六、主任（副主任）护师职责

（1）在护士长的领导下，协助制订并落实科室（病区）护理工作计划，指导本科室（病区）优质护理、护理继续教育、护理教学、护理科研和管理工作。

（2）精通本专科护理新理论、新技术与新进展，能循证解决本专科复杂疑难护理问题，指导下级护士有效开展护理工作。

（3）严格执行各项规章制度及技术操作规程，运用护理程序为患者提供"以患者为中心"的优质护理服务。

（4）为患者及家属提供护理咨询和健康教育服务。

（5）参与并指导本病区急危重症、疑难患者护理措施的落实、护理会诊及抢救危重症患者的护理。

（6）参加科室（病区）主任查房、科室（病区）内会诊、大手术或新开展手术、疑难病例、死亡病例讨论。

（7）协助护士长做好护理质量管理工作，定期参与不良事件分析、讨论；正确运用质量管理工具持续改进护理质量。

（8）承担并指导科室（病区）护理查房、护理人员的业务学习和技能培训；承担临床实习生、进修护士及专科护士培训的教学任务；开展护理科研，撰写课题和护理论文。

（9）协助护理部做好护理人员培训及指导工作。

（10）对全院护理队伍建设、护理学科发展提出意见与建议。

（11）以上是主任护师的职责，副主任护师职责参照主任护师的执行。

七、主管护师职责

（1）在护士长的领导下，协助制订并落实科室（病区）护理工作计划，协助护理管理工作。

（2）了解本专科护理新理论、新技术与新进展，能独立解决本专科护理问题，并指导下级护士开展护理工作。

（3）严格执行各项规章制度及技术操作规程，履行责任护士的工作职责，正确运用护理程序为患者提供"以患者为中心"的优质护理服务，完成各项护理工作。

（4）为患者及家属提供护理咨询和健康教育服务。

（5）参与并指导急、重、疑难患者护理计划的制订和实施，协助解决护理疑难问题。

（6）参加科室（病区）主任查房、科室（病区）内会诊、大手术或新开展手术、疑难病例、死亡病例讨论。

（7）协助护士长做好护理质量管理工作。参与所在科室（病区）一级质控检查、持续质量改进等工作；参与护理不良事件分析、讨论，提出改进措施。

（8）承担并指导科室（病区）护理查房、护理人员的业务学习和技能培训。

（9）承担临床实习生、进修护士及专科护士培训的教学任务。

（10）开展护理科研，撰写护理论文。

八、护师职责

（1）在护士长的领导下，协助制订并落实科室（病区）护理工作计划，参与护理管理工作。

（2）熟悉专科护理理论知识、急救知识和技能、防治疾病知识，能解决本专科常见护理问题。

（3）严格执行各项规章制度及护理技术操作规程，履行责任护士的工作职责，正确运用护理程序为患者提供"以患者为中心"的优质护理服务，完成各项护理工作。

（4）为患者及家属提供护理咨询和健康教育服务。

（5）在上级护士的指导下参与科室（病区）危重症患者的抢救及护理，执行制订的急、重、疑难患者护理计划、实施和评价，指导护士正确运用护理程序。

（6）参加科室（病区）主任查房、科室（病区）内会诊、大手术或新开展手术、疑难病例、死亡病例的讨论。

（7）参与护理质量管理，发现问题及时解决或报告护士长；参加护理不良事件分析、讨论。

（8）参与科室（病区）护理查房、护理人员业务学习和技能培训。

（9）参与临床实习生及进修护士的教学任务。

（10）参与护理科研，撰写护理论文。

九、护士职责

（1）在护士长的领导及上一级护士的指导下开展工作。

（2）掌握护理基本理论、技能，熟悉护理常规、常用急救技术。

（3）严格执行各项规章制度和护理技术操作规程，准确及时完成各项护理工作，防止不良事件发生。

（4）履行责任护士的工作职责，正确运用护理程序为患者提供"以患者为中心"的优质护理服务，做好患者基础护理和心理护理工作。

（5）巡视患者，密切观察和记录患者的病情变化，如发现异常情况及时报告并处理，参与危重症患者的抢救工作。

（6）为患者及家属提供健康教育和科室延续护理服务。

（7）参加科室（病区）主任查房、科室（病区）内会诊、大手术或新开展手术、疑难病例、死亡病例的讨论。

（8）积极参加医院组织的各项学习项目、活动，加强"三基三严"（基本理论、基本知识、基本技能，严格要求、严密组织、严谨态度）培训，定期完成理论与操作考核，完成规范化培训，提升业务与技术水平。

十、科护士长职责

（1）在护理部主任的领导下，协助护理部完成各项工作任务。

（2）负责所在大科各护理单元的护理管理工作，根据护理部目标管理计划，结合所在大科具体情况制订工作计划，并组织实施。

（3）参加护理部例会，组织召开科室（病区）护士长例会，做好上传下达。

（4）参加护理部组织的行政查房，组织疑难、危重病例护理会诊。

（5）根据工作需要合理调配科室（病区）护理人力资源。

（6）指导科室（病区）护理人员认真执行各项规章制度与护理技术操作规程。

（7）负责所在大科护理质量与安全管理工作，组织开展二级质控检查，指导护士长处理护理投诉及不良事件。

（8）参加科室（病区）主任业务查房和疑难病例讨论，加强医护联系，了解护理工作中需要解决的问题。

（9）了解护理人员的思想、工作、学习动态，抓好政治思想工作和职业道德教育，并协同有关部门解决护理人员在工作、生活中的困难。

（10）制订本大科护理人员的培训、教学、科研计划，并组织实施。

（11）协助所在大科各护理单元开展新技术、新业务，指导完善相关护理常规、操作规程、健康教育等资料。

（12）按时填写《科护士长手册》，完成护理部交办的临时性工作。

（13）定期向护理部汇报所在大科护理工作情况。

十一、护士长（病区一级）职责

（1）在护理部、科护士长及科室（病区）主任的领导下，负责本病区护理管理工作。

（2）根据医院、护理部及大科工作计划，结合专科特点制订本科室（病区）护理工作计划并组织实施，定期总结。

（3）开展本科室（病区）护理人员素质教育和思想教育，关心护士身心健康，协调医护关系，建设良好的护理团队。

（4）根据患者需要和护理人员情况，合理安排护士工作；组织、指导并参与危重症、大手术等患者的抢救及护理工作。

（5）督促护理人员严格执行各项规章制度和技术操作规程，确保护理质量与安全。

（6）落实"以患者为中心"的优质护理服务，改进服务流程，开展延续护理服务，满足患者的健康需求。

（7）负责科室（病区）护理质量管理工作，建立专科护理质量指标，并对指标进行收集与分析，落实质控检查，持续改进护理质量。

（8）参加医院及护理部组织的各项会议，按时完成分配的各项工作任务。

（9）负责护理人员业务学习及护理技能培训和考核，组织护士例会、护理查房、疑难病例讨论等工作。

（10）掌握本专科发展的前沿动态，组织开展病区护理新业务、新技术及护理科研工作。

（11）定期参加科室（病区）主任查房，参加科室（病区）内会诊及大手术或新手术前疑难病例、死亡病例的讨论，实施护士长对危重症患者指导及交接班点评制。

（12）创造良好的科室（病区）环境，做好医院感染管理控制，指导并督促护理员（护工）、保洁人员做好相应工作。

（13）负责实习生、进修护士和专科护士的教学管理工作，制订教学计划。

（14）配合护理部、大科临时性护理人力调配，按时上交《护士长手册》及各工作报表。

（15）副护士长协助护士长负责相应的工作，护士长休假或外出时主持科室（病区）全面护理管理工作。

十二、责任护士职责

（1）在护士长的领导下，对分管的患者实施责任制整体护理。

（2）保持病房清洁、整齐、安静；做好分管患者生活照护，保持患者清洁、舒适、安全。

（3）掌握分管患者病情（病情"八知道"：知道床号、姓名、诊断、病情、治疗、护理、饮食、心理需要）。

（4）参加医疗、护理查房，了解所负责患者的病情及特殊治疗，根据医嘱正确执行各项检查、治疗和护理措施。

（5）密切观察患者病情，及时发现病情变化并报告医师，配合医师实施各项抢救措施，做好记录、交接班等。

（6）做好患者心理护理和健康教育，检查、治疗、护理前做好告知义务。加强与患者沟通，了解并满足患者的合理需求。

（7）按入院流程热情接待新入院患者，对出院患者做好出院指导，实施延续护理。

（8）执行传染病防控管理规范，落实消毒隔离措施。

（9）协助其他责任护士的工作。

十三、门诊护士长职责

（1）在护理部主任和门诊办公室主任及科护士长的领导下，负责门诊护理管理工作，督促、检查护理人员和保洁人员完成各项工作。

（2）根据护理部和门诊工作计划，制订门诊护理工作计划，组织实施，并定期总结汇报。

（3）根据患者的需要合理调配和使用护理人员。

（4）加强护理质量管理，督促、检查护理人员执行各项规章制度和技术操作规程，确保护理安全和护理质量。

（5）执行传染病防控管理规范，落实消毒隔离措施。

（6）落实预检分诊工作，推行分时段预约诊疗，提高患者到院30分钟内的就诊率，引导患者有序就诊，减少院内等候时间，减少人员聚集。

（7）组织开展门诊健康教育。

（8）加强门诊突发事件管理，建立应急预案，按标准配备抢救设备和药品，定期组织培训、演练，及时、妥善处理门诊突发事件。

（9）护理人员发生的不良事件应及时上报护理部，并组织本科室的护理人员对不良事件进行分析和总结，制订并落实整改措施。

（10）组织并指导护理人员业务学习及技术训练，完成护理人员培训计划，提高护士业务水平。

（11）根据患者需要，提供必要的便民服务。

（12）组织召开护理例会，做好上传下达，完成医院和护理部布置的各项工作。

十四、门诊护士职责

（1）在护士长的领导和上级护士的指导下进行工作，协助护士长做好门诊管理工作。

（2）严格执行各项规章制度及技术操作规程，及时完成各项护理工作。

（3）提前做好开诊前的各项准备。

（4）保持门诊候诊区域、诊室环境的整洁、安静、舒适、安全、美观，确保就诊环境无安全隐患。

（5）维持门诊就诊秩序，做好患者就诊管理，提供便民服务与复诊指导。

（6）准确预检分诊，推行分时段预约诊疗，引导患者有序就诊，减少院内等候时间，减少人员聚集。

（7）指导患者及家属使用互联网医院各项服务措施，为患者及家属提供护理咨询和健康教育服务。

（8）熟悉门诊各类应急预案，及时、妥善处理门诊突发事件；按要求处理危急值。

（9）负责门诊诊治工作有关资料信息的收集、汇总和整理，做好工作量统计。

（10）执行传染病防控管理规范，落实消毒隔离措施。

（11）按照医院感染管理要求做好医院感染的预防与控制工作，督促保洁人员做好分管区域的保洁工作。

（12）参加护理业务学习和技能训练；参与护理教学、科研、新技术、新业务，撰写护理论文。

（13）参加门诊部护理不良事件的讨论，提出意见及预防措施。

十五、急诊科护士长职责

（1）在护理部、科护士长和急诊科主任的领导下，负责急诊科的护理行政管理及护理技术管理工作。

（2）根据医院、护理部及大科工作计划，结合专科特点，制订本科室护理工作计划并组织实施，定期总结。

（3）根据院前急救、预检分诊、抢救室、留察区动态安排工作，组织和参与疑难、危重症患者的抢救及护理查房，指导护士正确执行治疗与护理工作，做好护理记录和交接班工作。

（4）引导护理人员严格执行医院各项规章制度和技术操作规程，确保护理安全，及时处理护理投诉及不良事件。

（5）制订和实施应急预案，协助做好医院应急救援演练及大型突发事件的各项应急工作，做好突发事件管理汇报。

（6）负责督促检查抢救药品、器材、被服及各种抢救所需物品的使用、保管情况，仪器、药品、物品做到计划领取、及时维修和报废。

（7）加强对护理人员的业务能力训练，不断提高业务水平。

（8）督导教学工作，管理和指导带教老师及护理实习生、进修护士、专科护士完成教学任务。

（9）组织开展护理科研、论文发表、技术革新等工作。

（10）负责病区布局管理，保证病房设施完好齐全，督导护士和保洁人员保持急诊区域清洁、整齐、安静，落实消毒隔离制度，预防交叉感染。

（11）熟悉医院信息系统（HIS）、移动护理、护理管理等信息化办公系统的操作，做好质量监控、考核及护理工作总结，按要求定期上报各种报表。

（12）根据国家防疫要求，督导护士对急诊患者开展流行病学调查；正确处理高风险患者。

（13）以上是急诊科护士长的岗位职责，副护士长参照护士长岗位职责执行，协助护士长负责相应工作。

十六、急诊科护士职责

（1）在急诊科主任、护士长的领导下开展工作。

（2）严格执行各项规章制度及技术操作规程，落实医疗护理信息安全，保护患者隐私。

（3）熟悉急诊分区与布局，掌握院前急救流程、急诊预检分诊分级标准、急诊就诊流程、急诊绿色通道流程、急救仪器操作流程等，掌握急救技术，迅速准确地配合医师对急诊患者进行抢救。

（4）急症患者来诊，应立即通知值班医师，在医师到来之前，遇特殊急危患者可行必要的处置，并向医师报告。遇重大突发事件、群体性事件应及时汇报护士长、科室主任，并配合医师参与抢救，做好记录。

（5）按基数清点并备齐急救仪器、药品、物品，确保急救仪器性能完好，药品、物品均在有效期内。

（6）严格执行消毒隔离制度，熟知甲流、乙流等传染病筛查知识，掌握国内外最新疫情动态，确保疫情早发现、早报告、早隔离。

（7）加强巡视，了解抢救区、留察区及候诊区患者的病情，及时完成各项治疗，发现异常及时向医师报告、处置，按要求做好护理记录，为患者及家属提供护理咨询、健康教育、便民服务。

（8）负责患者检查、住院、转运、费用核查等工作，危重症患者与病房护士做好交接，确保患者安全。

（9）参加护理查房、护理会诊以及疑难病例、死亡病例讨论，参加业务学习、技术培训、抢救技能训练，不断提高专科业务能力；积极参与新技术、新业务及护理科研的开展；参加科室护理不良事件讨论，提出意见及预防措施。

（10）熟练掌握医院信息系统（HIS）、移动护理等信息化办公系统的操作，及时正确处理医嘱，严防护理不良事件的发生。

（11）正确采集各种标本，并妥善保管、规范运送、交接和记录。

（12）掌握消毒隔离技术，按要求做好地面、物体表面、物品、空气消毒并记录；指导保洁人员正确收集和处理污染物品、医疗废物。

十七、发热门诊护士职责

（1）在发热门诊负责人的领导下进行工作。

（2）熟悉发热门诊布局，严格落实"三区两通道"的管理规定。

（3）按要求严格执行标准防护以及穿脱防护用品。

（4）严格遵守发热门诊各项规章制度以及工作流程；落实医疗护理信息安全，保护患者隐私。

（5）熟知传染病筛查知识，掌握国内外最新疫情动态，配合医师对患者进行流行病学筛查，确保疫情早发现、早报告、早隔离。

（6）严格执行"一医一患一诊室"制度，保持有效防疫距离；落实发热患者闭环管理制度，按指定路线外出检查或转运；对候诊、留察患者实施整体护理，提供必要的便民服务。

（7）确保急救仪器、通信设备功能完好，掌握护理急救技术；配合医师实施危重症患者抢救，并做好记录。

（8）熟练掌握医院信息系统（HIS）、移动护理、智能药柜等信息化办公系统的操作，及时正确处理医嘱，严防护理不良事件的发生。

（9）正确采集各种标本，并妥善保管、规范转运、交接和记录。

（10）掌握消毒隔离技术，按要求做好地面、物体表面、物品、空气消毒并记录；指导保洁人员正确收集和处理污染物品、医疗废物。

十八、手术室护士长职责

（1）在护理部、科护士长的领导下，负责本科室护理行政管理和相关业务技术管理工作。

（2）根据医院、护理部、大科工作计划，结合本专科特点，制订本科室工作计划并组织实施，定期总结。

（3）负责科室护理人力资源管理，根据手术室任务和护理人员的情况，进行科学分工和排班，保证手术工作的顺利完成。

（4）督促、检查护理人员执行岗位职责、各项规章制度与操作规程；重点督查查对制度和交接班制度的执行情况，严格落实手术三方核查，严防差错事故的发生。

（5）督促手术标本的正确留取和送检。

（6）指导护理人员做好各种手术配合和抢救工作。

（7）严格执行国家有关消毒技术规范，监测灭菌、消毒效果，严防医院感染。

（8）负责手术室的管理，保持各手术间清洁、整齐、安静和正常的工作秩序。

（9）负责科室护理质量管理，建立专科护理质量指标，并对指标进行收集与分析，落实质控检查，持续改进护理质量。

（10）负责科室成本管理，做好仪器设备、耗材、药品和办公用品等物品的管理，每月按计划申请购买，合理利用医疗资源。

（11）按要求统计各类报表，如财务、耗材支出、手术量统计等，及时送达各有关部门，保证手术室物资的供应工作。

（12）负责对外联系、接待参观以及科室之间的协调。

（13）落实护理人员业务、技能培训及考核，组织护士例会、护理查房、疑难病例讨论，积极组织开展护理科研工作。

（14）了解护理人员的思想、业务能力和工作表现，提出考核、晋升、奖惩和培养使用意见，完成每月绩效考核与薪酬分配。

（15）负责实习生、进修护士和专科护士的教学管理，制订教学计划并组织实施。

（16）副护士长协助护士长负责相应的工作，护士长休假或外出时主持病区全面护理管理工作。

十九、手术室护士职责

（1）在手术室护士长的领导及上级护士的指导下开展工作。

（2）严格执行各项规章制度和技术操作规程，落实手术安全核查、手术物品清点等查对制度，严防不良事件的发生。

（3）履行各班工作职责，负责术前准备、术中配合、术后整理以及手术标本的留取、保管工作。

（4）做好手术患者的术前、术后访视工作，提供健康教育服务。

（5）协助护士长做好护理质量管理，参与所在科室（病区）一级质控、专科指标监测，开展质量改善项目，持续改进护理质量。

（6）严格执行手术无菌技术及隔离技术操作，监督手术人员无菌操作，负责管理手术间工作环境，保持术间清洁和整理工作，预防医院感染。

（7）负责管理手术间，及时检查、清理、补充各种物品并做好登记。

（8）做好手术仪器设备的使用、管理和保养工作。

（9）协助配合外科新业务、新技术的开展，开展护理科研工作。

（10）按科室计划落实实习生、进修护士、专科护士培训的教学任务。

（11）运用医院信息系统（HIS）执行各项护理操作及护理文书工作。

二十、产科护士长职责

（1）在护理部、科护士长及产科主任的领导下，负责产科护理质量管理、环境、药品物品、仪器设备、耗材、信息安全、疫情防控等管理工作。

（2）根据医院、护理部及大科工作计划，结合专科特点，制订产科护理工作计划并组织实施，定期总结。

（3）开展产科助产人员素质教育和思想教育，关心助产士身心健康，协调医护关系，建设良好的助产团队。

（4）根据产科工作任务和助产人员情况合理安排助产士工作；组织、指导并参与危重症孕产妇及新生儿的抢救和护理工作。

（5）督促助产人员严格执行各项规章制度和技术操作规程，落实移动护理闭环管理和产房分娩安全核查制度，确保助产质量与安全。

（6）督促助产士实施"以母婴为中心"的优质护理服务，改善服务态度，开展母婴健康教育，根据产妇需求提供个性化服务，提高护理人员及孕产妇满意度。

（7）加强助产质量管理，建立专科护理质量敏感指标，组织开展一级质控检查，分析质控数据，持续改进助产质量。

（8）落实助产人员业务学习及专业技能培训和考核，组织护士例会、护理查房、疑难病例讨论；积极开展助产新业务、新技术及护理科研工作。

（9）定期参加科室主任查房，参加科室内会诊、疑难病例、死亡病例的讨论，实施护士长对危重症患者指导及交接班点评制。

（10）创造良好的产房环境，做好医院感染管理工作，指导并督促护理员（护工）、保洁人员做好相应工作。

（11）负责实习生、进修护士和专科护士的教学管理，制订教学计划。

（12）配合护理部、大科临时性护理人力调配，按时上交《护士长手册》及各类工作报表。

（13）密切与各部门、各科室的联系，加强沟通、协调和配合。

二十一、产科助产士职责

（1）在产科主任、护士长的领导下开展工作。

（2）严格执行各项规章制度和技术操作规程，运用移动护理等信息化技术，及时完成查对、评估、护理文书、护理技术操作等工作，完成闭环管理。

（3）为孕产妇及家属提供护理咨询和健康教育服务，做好心理护理，提供个性化的指导。

（4）负责正常产妇接产工作，协助医师进行难产产妇的接产工作。

（5）严密观察产妇产程进展和病情变化，发现异常，立即采取紧急措施，并报告医师。

（6）充分评估母胎情况，落实产房分娩安全核查制度，保护母婴安全。

（7）参加危重孕产妇和新生儿抢救及护理工作。

（8）协助做好环境、药品、物品、仪器设备、耗材等的管理，急救物品及药品处于完好备用状态，账物一致。

（9）落实产妇、陪护人员和门禁管理。参加护理查房、护理会诊、护理病案讨论以及业务学习和技术培训。

（10）参与护理教学和科研工作，指导实习生、进修护士的临床带教工作。

二十二、重症医学科护士长职责

（1）在护理部、科护士长及重症医学科主任的领导下，负责所在病区护理行政管理和护理业务工作。

（2）根据医院、护理部及大科工作计划，结合专科特点，制订护理工作计划并组织实施，定期总结。

（3）督促护理人员严格执行各项规章制度和操作规程，确保医疗护理工作有序、高效运行，严防差错事故的发生。

（4）负责所在病区护理人员素质教育和思想教育，关心护士身心健康，稳定护士队伍，协调医护关系，创造和谐团队。

（5）参加科室（病区）主任查房、大手术或新开展手术、疑难病例、死亡病例的讨论，了解所有患者的病情；参与并指导危重症患者抢救。

（6）主持晨会和床边交接班，布置护理工作重点；按照重症医学（ICU）重症患者护理分级管理方法，合理分配各班次人力资源，落实各项护理措施，保障护理安全。

（7）落实三级护理查房制度，检查危重症患者的护理效果，解决疑难护理问题，实时评价护理措施及实施效果。

（8）建立 ICU 护理质量敏感指标，定期收集、分析、总结，持续改善护理质量。

（9）落实护理人员分层级培训，组织护理查房、护理疑难病例讨论；指导教学老师做好护理实习生、进修护士、ICU 专科护士等的临床教学工作。

（10）实施经济核算和管理，控制病区运行成本；做好病区药品、物品、仪器设备的请领和管理。

（11）督促做好消毒隔离工作，防止医院感染的发生。

（12）了解国内外本专科护理新进展，积极开展新技术、新业务。

（13）执行传染病防控管理规范，落实消毒隔离措施。

（14）副护士长协助护士长做好病房管理。

二十三、重症医学科护士职责

（1）在重症医学科主任、护士长的领导下进行工作。

（2）严格执行各项规章制度和技术操作规程，正确实施基础和重症医学（ICU）专科护理，做好健康教育、心理护理及患者家属解释工作。

（3）对患者实行 24 小时连续动态监测，按要求做好护理记录，要求客观、及时、准确。

（4）严密观察病情变化，及时发现问题及隐患。突发病情变化时能够快速反应，配合医师实施各项抢救措施。

（5）医护一体化查房，了解分管患者病情及治疗方案，制订护理计划，并采取相应的护理措施。

（6）严格交接班，包括病情、特殊治疗及用药、护理重点等；床边交接班双方应共同察看用药情况、留置的各种管道、患者皮肤、仪器使用情况等；接班人员全部交接清楚无任何疑问后，交班人员方可离开。

（7）掌握 ICU 常规监测技术，熟练使用各种监护设备。

（8）做好危重症患者院内转运前的评估、准备与途中监测，确保安全转运。

（9）ICU 内不允许有家属陪伴；探视期间，若非急救，责任护士须停止手头工作，认真解答患者家属的疑问；尊重、关心和帮助患者及家属，通过多样化常规和非常规的措施，适时提供个性化的关怀服务。

（10）严格执行消毒隔离制度，防止医院感染的发生。

（11）做好病房环境、仪器设备、药品物品、医用耗材等的管理，账物相符，处于完好备用状态。

（12）参与所在科室（病区）护理教学和科研工作。

（13）承担实习生和进修护士的临床带教工作。

二十四、麻醉手术中心护士长职责

（1）在护理部和麻醉手术中心主任的领导下，履行护士长职责，负责本科室护理行政管理和相关业务技术的管理工作。

（2）根据护理部及大科工作计划，制订本科室护理工作计划，并组织实施，定期总结汇报。

（3）负责科室护理质量管理，建立专科护理质量指标，并对指标进行收集与分析，落实质控检查，持续提高护理质量。

（4）督促各项规章制度、专科护理常规、护理流程的执行情况，发现问题及时纠正，严防差错事故的发生，确保患者安全。

（5）及时掌握科室工作动态，根据工作需要合理安排人力，科学分工和排班。

（6）参加科室主任查房、科内会诊及疑难病例、死亡病例的讨论；参与并指导危重症患者护理及抢救工作。

（7）根据专科特点开展护理人员业务学习及护理技能培训和考核，组织护士例会、护理查房、疑难病例讨论。

（8）负责本科室成本管理，做好仪器设备、药品、医疗物资和办公用品等的管理，建立账目，定期清点，合理利用医疗资源。

（9）执行传染病防控管理规范，按照医院感染管理要求做好医院感染的预防与控制工作。

（10）了解国内外专科护理的进展，组织本专科新技术、新业务的开展。

（11）加强与医师及医院各部门的沟通联系及协调配合；负责处理护理投诉及不良事件。

二十五、麻醉手术中心护士职责

（1）在麻醉手术中心主任、护士长的领导下开展各项护理工作。

（2）严格执行各项规章制度及技术操作规程，落实查对制度，严防不良事件的发生。

（3）按麻醉药品管理制度，做好麻醉药品、精神药品入库验收、发放、记录、统计等工作。

（4）及时补充耗材、麻醉药品。确保各手术间的耗材、麻醉药车、智能药柜急救药品等齐全。

（5）严密观察麻醉期及麻醉恢复期患者的各项监测指标，及时向医师反映各种突发情况，积极配合治疗、护理、抢救患者。

（6）遵医嘱配制镇痛泵，定期巡视镇痛泵的使用情况，落实疼痛诊疗护理及患者健康教育等工作。

（7）保持各种仪器性能完好，维护麻醉电子病历系统的正常运转，出现异常情况及时维修。

（8）执行传染病防控管理规范，严格执行消毒隔离制度，落实医院感染的预防与控制工作。

（9）参加护理部和科室组织的业务理论、技能培训、护理查房及疑难病例讨论。

（10）参与实习生、规培护士、进修护士等的各项教学工作。

（11）开展护理科研工作，撰写论文。

二十六、血液净化部护士长职责

（1）在护理部、科护士长和血液净化部主任的领导下，负责本科室护理业务及行政管理工作。

（2）根据护理部及大科工作计划，制订本科室护理工作计划，并组织实施，定期总结汇报。

（3）负责透析室护士的排班，合理调配人力，制订各班工作流程、技术操作规程及健康教育内容。

（4）督促各项规章制度、专科护理常规、护理流程的执行情况，发现问题及时纠正，严防差错事故的发生，确保患者安全。

（5）参加科室主任查房、科内会诊及疑难病例、死亡病例的讨论，参与并指导危重症患者护理及抢救工作。

（6）负责科室护理质量管理，建立专科护理质量指标，并对指标进行收集与分析，落实质控检查，持续改进护理质量；定期组织不良事件讨论。

（7）负责本科室成本管理，做好仪器设备、药品、耗材和办公用品等的管理，建立账目，定期清点，合理利用医疗资源；如存在药品、耗材溢库情况，及时查找原因、分析并整改。

（8）按照医院感染管理要求落实医院感染的预防与控制工作，落实患者及陪护人员管理工作。

（9）组织护理人员的业务学习及操作技能训练，认真落实各级护理人员规范化培训与继续教育计划，并定期考核。

（10）组织执行实习生、进修护士、专科护士培训的各项教学任务，制订护理教学计划，督促教学执行情况，确保教学任务的完成。

（11）了解国内外专科护理的进展，组织开展新技术、新业务。

（12）加强与医师及医院各部门的沟通联系及协调配合，负责处理护理投诉及不良事件。

二十七、血液净化部护士职责

（1）在血液净化部主任、护士长的领导下，负责血液净化部护理、质量管理、教学、科研等工作。

（2）严格执行各项规章制度及技术操作规程，履行各班职责。

（3）熟悉各种透析方式的原理，熟练掌握各种透析机型的操作规程、报警识别、透析并发症的识别和紧急处理措施等。

（4）评估患者的一般情况、生命体征、血管通路等；正确执行医嘱，及时完成各项护理工作，落实查对和交接班工作。

（5）根据治疗需要设置各项参数，密切观察患者病情及仪器运转情况，发现异常及时报告医师，参加危重症患者的抢救及护理。

（6）按照医院感染管理要求，落实医院感染的预防与控制工作，落实患者及陪护人员流行病学筛查及门禁管理工作。

（7）参加护理部和科室组织的业务理论、技能培训、护理查房及疑难病例讨论，提高专科护理理论知识和技术水平。

（8）参与实习生、规培护士、进修护士及专科护士培训的教学工作。

（9）为患者及家属提供护理咨询及健康教育服务。

（10）开展护理科研工作，撰写论文。

二十八、消毒供应中心护士长职责

（1）在护理部、科护士长的领导下，负责本科室护理业务及行政管理工作。

（2）根据护理部及片区工作计划、目标管理任务，结合科室工作实际，制订工作计划并组织实施。

（3）负责本科室人力资源管理，科学分工和排班，以安全和质量保障为标准，及时有效调配人力。

（4）了解护理人员思想、工作、学习动态，抓好政治思想工作和职业道德教育，并协同有关部门解决护理人员工作、生活中的困难。

（5）建立消毒供应中心工作制度、操作规程及各类人员岗位职责，督促工作人员执行情况；建立应急预案，有效应对突发事件，确保消毒供应中心工作有序、高效运行。

（6）落实医院重复使用的器械、器具和物品的集中管理，正确执行各类器械的回收分类、清洗消毒、组合包装、消毒灭菌等相关技术操作标准，对医院重复使用的器械、器具和物品的回收、清洗、消毒、灭菌、供应工作进行质量管理，做好清洗、消毒及灭菌效果监测质量管理。

（7）督促检查下收下送工作，加强与临床科室及本科室各级人员有效沟通，保证各项工作顺畅、衔接，满足临床需要。

（8）做好消毒供应中心环境管理、安全生产管理、设备安全使用与维护保养的管理，应用"五常法"（常整理、常整顿、常清扫、常清洁、常自律）做好环境和物品的管理，保持环境整洁，物品分类定位，使工作顺畅有序。

（9）建立落实消毒隔离和标准预防制度、人员职业安全防护制度，落实手卫生；做好污染物品去污过程的感染防控管理，有效防止污染源传播。

（10）组织开展专科业务和技能操作培训及考核，提升各级人员核心能力。

（11）负责实施经济核算和运行成本管控，制订相应的管理措施，做好物品出入库的管理。

（12）协助做好安全保卫和消防管理，做好重大设备、水、电、气检修与管理工作。

（13）负责处理与科室相关的投诉及不良事件。

（14）了解本专科发展前沿，明确本专科的发展方向和内涵；运用专科知识，不断研究和改进工作方法，促进质量提升，以进修、学术研讨与交流活动等方式为工作人员提供更多的专业发展平台。

（15）开展新业务、新技术及护理科研工作，总结经验，撰写论文。

（16）制订本科室护理教学计划并组织实施，定期检查。

二十九、消毒供应中心护士职责

（1）在消毒供应中心护士长的领导下，完成中心消毒室的各项常规工作，负责重复使用医疗器械、物品的回收、清洗、消毒、包装、灭菌、供应及清洗、消毒、灭菌效果监测等工作。

（2）严格执行各项规章制度、应急预案及技术操作规程，确保工作质量与安全。

（3）掌握重复使用医疗器械、物品的回收、清洗、消毒、检查、包装、灭菌等技术操作规程及效果监测要求。

（4）负责检查医疗器械的质量、功能，掌握各种器材、设备的使用及保养。

（5）协助护士长做好各工作区域质量管理工作和安全生产工作，发现问题及时反馈，并做好各类无菌物品的供应工作。

（6）严格执行消毒隔离技术操作规程，做好医院感染防控工作并做好相关记录。

（7）参加科室组织的专科理论、技能操作培训及考核。

（8）落实下收下送工作，做好各组、各工作区域、临床科室之间的协调与联系。

（9）参与实习护士、进修护士、专科护士培训的临床教学工作。

（10）参与新业务、新技术及护理科研的开展，总结经验，撰写论文。

三十、高压氧科护士职责

（1）在护理部、科护士长和高压氧科主任的领导下开展工作，严格执行各项规章制度及技术操作规程和医嘱，及时完成治疗、护理工作。

（2）认真做好患者进舱治疗的安全教育，严格检查进舱人员的安全措施，详细介绍进舱须知，指导患者正确使用吸氧面罩。

（3）负责氧舱操作，严格遵守操作规程和治疗方案。

（4）认真填写各项护理及操作记录。

（5）参加护理进修教学和科研工作，积极参与开展科室新业务、新技术。

（6）参加护理业务学习和技术训练，不断提升业务能力。

（7）熟悉掌握紧急情况下处理应急预案及措施。

（8）保持急救物品和药品处于完好备用状态。

（9）做好氧舱清洁消毒及感染监控工作，防止感染和交叉感染。

（10）根据患者的需要，提供必要的便民服务。

（11）为患者及家属提供护理咨询和健康教育服务。

三十一、内镜诊疗部护士长职责

（1）在护理部、内镜诊疗部主任的领导下，全面负责内镜诊疗部的护理管理工作。

（2）根据护理部的工作计划，制订本科室具体的护理计划，并组织实施。

（3）负责护理人员的政治思想素质和业务素质的培养，增强工作责任心，树立以人为本，全心全意为人民服务的理念。

（4）负责督促护理人员贯彻执行各项规章制度、护理常规和技术操作规程，严防差错事故的发生。

（5）制订各班工作流程，实行弹性排班，落实岗位责任制。

（6）制订本科室护理人员的培训计划，组织护理人员参加专科理论知识和操作技能的培训和考核。积极开展新业务、新技术工作，并开展护理科研和撰写护理论文。

（7）负责指导和管理实习生、进修护士的临床带教，完成教学计划，并进行考核和评价。

（8）督促各类人员严格执行消毒隔离制度，严格把好消毒质量关。指导、监督内镜及附件的清洗、消毒、贮藏，严格按照《软式内镜清洗消毒技术规范》（WS 507—2016）进行，防止交叉感染的发生。

（9）实施经济核算和管理，制订相应的开源节流措施。控制科室运行成本，合理收取患者医疗服务费用，指导科室内药品、仪器、设备、一次性耗材的领取，并分别指定专人负责保管、保养、维修。

（10）组织开展优质护理服务。负责指导患者的沟通、解释工作及科室内外的沟通联络工作。

（11）执行传染病防控管理规范，落实消毒隔离措施。

三十二、内镜诊疗部护士职责

（1）在护理部及内镜诊疗部主任、护士长的领导下，协助医师进行内镜诊疗工作。

（2）掌握内镜诊疗的适应证、禁忌证、并发症及患者围术期护理知识，如术前准备、术中监护与配合、术后并发症观察、知识宣教、心理护理等。

（3）具有急救知识及相关操作技能，熟悉本科室的相关应急预案，能熟练掌握应急操作流程。

（4）负责内镜诊疗患者的围术期护理。检查与治疗前的预约登记，告知患者检查、治疗前的要求和注意事项，指导患者进行胃肠道准备；检查与治疗中配合医师进行各项操作，严密观察患者病情，及时发现并处理相关并发症，保护患者安全及隐私，防止跌倒、坠床等不良事件发生；检查与治疗结束后及时送检标本，发放内镜报告，进行健康指导。

（5）按规范要求对内镜及相关器械进行清洗、消毒，做好感染监控工作。

（6）负责一次性耗材、物品、药品的领取、保管工作。定期清点、核查，对于缺少、临期、过期的灭菌物品或药品应及时补充、更换、消毒。定点放置、账物相符，确保所有物品保持备用状态。

（7）掌握内镜及各种辅助设备。掌握内镜器械的种类、型号、性能、使用方法及维护、保养知识，按要求定期对各种器械进行维护、保养。

（8）协助医师做好图文工作站的维护和保养工作。

（9）保持诊室环境整洁、卫生、安全，分类处置废弃医疗器械。

（10）做好实习生、规培护士、进修护士的带教工作。

三十三、放射科护士长职责

（1）在护理部及放射科主任的领导下开展工作。根据护理部及科室的工作计划，结合科室实际情况制订工作计划，负责本科室护理行政管理和相关业务技术管理工作。

（2）负责科室护理人力资源管理，科学分工和排班值班，有效调配。

（3）指导护理人员做好各种检查配合和介入手术工作。

（4）督促、检查护理人员执行岗位职责、各项规章制度与操作规程；重点落实核查查对制度的执行情况，防止差错事故的发生。

（5）做好医院感染的预防与控制工作，督促工作人员做好消毒、灭菌工作。

（6）负责科室成本管理，做好仪器设备、耗材、药品和办公用品等的管理，每月按计划申领，合理利用医疗资源。

（7）负责制订科室各层级护理人员及进修护士、规培护士、专科护士的培训考核计划并组织实施，定期检查。

（8）组织开展新业务、新技术和护理科研工作。

（9）明确本专科护理发展方向，培养本科室不同专业特长的临床护理专家。

（10）加强放射防护管理，有效落实放射防护措施。

三十四、放射科护士职责

（1）在放射科主任、护士长及上级护士的指导下开展工作。

（2）严格执行各项规章制度及技术操作规程，正确运用护理程序，及时完成各项 CT 增强、MR 增强检查及介入手术护理等工作，做好护理质量管理工作。

（3）做好每个检查室药品的管理，及时检查、清理、补充各种药品并做好登记。

（4）负责各检查仪器的卫生清洁及保养工作。

（5）准确执行医嘱，正确实施检查、用药和护理措施，及时观察记录患者反应，做好不良反应的处理及回访工作，及时上报不良反应系统。

（6）参与急危重症患者抢救，熟练使用各种急救器械及药品。

（7）参与护理科研和教学工作，协助护士长完成临床教学任务。

（8）落实患者安全防范措施，提供个性化的健康教育。

（9）指导进修护士、规培护士工作，指导保洁人员进行科室清洁卫生整理工作。

（10）按要求完成岗位培训与考核。

三十五、广西生殖医学研究中心护士长职责

（1）在护理部及广西生殖医学研究中心主任的领导下开展工作。根据护理部工作计划、目标管理任务，结合科室工作实际，制订工作计划，组织实施并做好总结、记录、统计，按要求上报各类报表。

（2）组织召开护士例会，做好上传下达，完成医院护理部布置的各项工作；负责本科室护理人力资源管理，科学分工和排班。

（3）了解护理人员思想、工作、学习动态，抓好政治思想工作和职业道德教育，并协同有关部门解决护理人员工作、生活中的困难。

（4）负责本科室护理质量管理，落实患者安全目标，组织每月护理质控并做好分析。督查护理人员落实岗位职责、各项规章制度和操作规程，确保各项护理质量达标。

（5）改善生殖门诊就诊环境，优化就诊流程，为患者提供优质便捷的护理服务。

（6）加强门诊患者管理，在疫情流行期间，了解区内外疫情动态，按照医院防控指挥部的要求和部署，做好科室患者流行病学筛查和工作人员的管理，监督落实各项防控措施，发现异常及时上报护理部和医务部。

（7）负责中心日常管理工作，做好与临床、实验室、护理三方的沟通协调工作，保证患者诊治及中心各项工作的顺利进行，参与并指导危重症患者的护理及抢救。

（8）负责中心成本管理，做好仪器设备、耗材、药品及一次性医疗物资和办公用品的管理，合理利用医疗资源；加强收费情况监管和耗材管理，定期清点库存和察看系统数据分析，防止溢库。

（9）监督生殖护士做好患者的诊疗流程管理及健康教育管理，征求和听取患者意见，不断改进和提高服务质量。

（10）制订中心护理人员培训及技术考核的计划并组织实施；做好护理人员执业资格和技术准入管理。

（11）制订中心辅助生殖技术（ART）患者随访制度并组织实施，定期检查及监督随访的进度，及时记录患者随访结果；监督和指导档案员做好档案管理和病历录入工作。

（12）组织编写中心护理常规、操作规程、健康教育等资料。

（13）做好中心医务人员和物业人员的医院感染培训，落实各项医院感染制度；监督保洁人员的工作质量，发现问题及时反馈给物业部门并做好沟通。

（14）监督和指导档案员做好档案管理和病历录入工作，做好 ART 病历质控。

（15）每年按国家卫生健康委员会妇幼健康服务司及广西壮族自治区卫生健康委员会要求，完成人类 ART 服务情况上报。

三十六、广西生殖医学研究中心护士职责

（1）维持门诊医疗秩序，做好患者就诊管理和门诊区域环境管理，合理分诊，为患者提供方便、快捷的服务，保持候诊室和诊室环境的整洁、舒适、安全、安静；保持各种诊疗用物齐全，提供便民服务。

（2）指导患者就诊，提供就诊信息，耐心解答患者疑问，做好患者及家属的护理咨询及

健康宣教，协调处理患者的反馈意见。

（3）做好手术患者的预约登记、安排、术前宣教及用药指导和宣教。

（4）指导实施辅助生殖技术（ART）患者准备所需证件，签署知情同意书，并认真严谨做好 ART 患者身份及证件核查工作。

（5）治疗护士严格执行各项规章制度和护理技术操作规程，负责执行 ART 患者治疗期间医嘱，包括各种药物注射及术前治疗，向患者解释各种检查、治疗的目的、意义及注意事项。

（6）做好 ART 手术患者术前各项准备宣教的工作，并交代有关注意事项，如有特殊情况，与手术护士做好交接工作；动态观察就诊患者情况，发现患者病情变化应及时处理。

（7）手术岗护士负责各种手术配合，严格执行无菌操作和查对制度，做好消毒隔离。监督手术人员的无菌技术操作。

（8）对患者进行术前、术中及术后评估和生命体征监测，有序安排患者手术，为患者提供帮助和安全保障；完成当天手术费用查询，查缺补漏。

（9）备齐各种手术包、器械及必要的急救器材、药品，检查有无过期物品，及时送消毒，并做好次日手术的物品准备。

（10）取精、取卵、移植胚胎手术前须仔细核查患者身份、证件及腕带信息，查对术前检查及知情同意书是否签署完善，做好术前宣教。

（11）做好术后沟通，及时告知患者取卵的数目、移植胚胎及冷冻胚胎的数目，缓解患者的紧张情绪；做好术后宣教及病情观察，向患者详细讲解术后注意事项，包括药物使用、起居饮食、并发症的预防和处理及复诊时间；做好手术标本的留取、保管与送检。

（12）做好各种仪器设备的清洁、消毒、检查、保养工作，发现故障及时报修。

（13）协助护士长做好贵重一次性耗材使用登记和毁形处理；定期做好耗材清点工作，查看系统数据，发现异常及时报告，防止耗材溢库现象。

（14）做好急救药品、物品管理。熟练掌握常见危重症患者的抢救流程及护理要点。

（15）做好 ART 患者的随访及病案录入、整理、归档的管理工作。

（16）按照医院感染管理要求做好医院感染的预防与控制工作。

（17）督促保洁人员做好分管区域的保洁工作。

（18）协助护士长做好中心的管理工作。

（19）按要求完成护理部及中心的岗位培训与考核工作。

三十七、日间手术中心病房护士长职责

（1）在医务部、护理部的领导下开展工作。

（2）根据护理部及片区工作计划，负责本科室行政管理和护理工作，结合科室护理工作实际制订工作计划，组织实施并做好总结、记录、统计，按要求上报各类报表。

（3）负责本科室护理人力资源管理，按岗定人，科学分工，制订激励方案，完成每月绩效考核与薪酬分配。

（4）督促、检查护理人员严格规范执行护理规章制度与操作规程，严防护理差错事故的发生。

（5）组织制订日间手术护理工作流程，定期评价流程实施效果。

（6）参加主刀团队查房、疑难病例讨论，参与并指导危重、大手术患者的护理及抢救工作。

（7）协助医保部门完成医保病历监管，按时做好出院病历归档。

（8）落实应急预案管理，确保医疗质量安全。

（9）制订科室敏感指标，落实敏感指标监控。

（10）定期向上级部门反馈科室运营情况，做好运营分析。

（11）按照医院感染管理要求，做好医院感染的预防与控制工作。

（12）每月组织召开工休座谈会，做好满意度调查，及时改进护理工作。

（13）组织开展新业务、新技术及护理科研工作，总结经验，撰写论文。

（14）负责本科室成本管理，做好耗材、仪器设备、药品、医疗物资和办公用品等的管理，合理利用医疗资源，定期督促检查。

（15）了解当前国内外关于本领域的最新资讯及先进的管理理念，积极运用信息化技术，通过智慧病房的建设对日间手术患者进行全程管理。

三十八、日间手术中心病房护士职责

（1）在日间手术中心病房护士长的领导下及上级护士的指导下开展工作。

（2）履行各班工作职责，实施责任制整体护理，为患者提供优质护理。

（3）认真执行各项规章制度和护理技术操作规程，准确及时完成各项治疗护理工作。

（4）做好日间手术患者的预约登记、手术排程、入院前教育，充分与医师沟通，与患者沟通，特殊情况做好解释。

（5）手术前1天进行电话访问，温馨提示患者入院手术时间、须携带的物品，同时了解患者身体状况，有无感冒、血压血糖升高等异样情况发生，给予恰当的指导建议。

（6）对当天入院的患者落实手术前再评估，检查结果是否符合要求，患者有无特殊情况等；实施入院手续、术前准备、术后观察、出院指导等流程化收治，协助医师完成医疗文书的签署。

（7）做好基础护理和心理护理，积极运用信息化技术，加强围手术期健康教育工作。

（8）做好与手术室、麻醉科、手术团队、患者、门诊、医技部门、病房的多向沟通与协调工作，确保工作顺利进行。

（9）加强巡视，密切观察记录术后患者的病情变化，具备高度预判性，能及时发现异常情况，及时报告并处理。

（10）参与主刀团队医疗查房，出院前共同进行出院评估。

（11）运用信息化日间手术管理系统对患者进行随访和管理，内容包括术后症状的控制、并发症观察与处理指导、伤口护理指导、用药指导、日常生活与工作指导，进行满意度调查。对随访中患者或家属提出的建议、意见做好记录并及时反馈，及时进行分析整改。

（12）及时对爽约患者及取消手术的原因进行分析与总结。

（13）参与护理质量管理，发现问题及时解决或报告护士长；参加护理不良事件分析、讨论。

（14）协助护士长做好耗材、仪器设备、药品、医疗物资和办公用品等的管理，合理利用医疗资源。

三十九、日间手术中心接待处护士职责

（1）在日间手术中心病房护士长的领导下及上级护士的指导下开展工作。

（2）根据患者手术类型与手术相关要求，指导患者有序完成术前各项检查。

（3）协助做好手术适应证把关。

（4）详细查阅患者的检查结果，如有异常及时与医师沟通，商定解决处理办法。

（5）手术前1天再次进行电话访问，温馨提示患者入院手术时间、须携带的物品，同时了解患者身体状况，有无感冒、血压血糖升高等异样情况发生，给予恰当的指导建议。

（6）做好心理护理，让患者对手术有正确的认识和充足的准备，如期到医院接受手术。

（7）认真做好患者预约登记、手术排程、入院前教育，充分与医师沟通、与患者沟通，特殊情况做好解释。

（8）及时对爽约患者及取消手术的原因进行分析与总结。

（9）做好与手术室、麻醉科、手术团队、患者、门诊、医技部门、病房的多向沟通与协调工作，确保工作顺利进行。

（10）运用信息化日间手术管理系统对患者进行随访和管理，内容包括术后症状的控制、并发症观察与处理指导、伤口护理指导、用药指导、日常生活与工作指导，进行满意度调查。对随访中患者或家属提出的建议、意见做好记录并及时反馈，及时进行分析整改。

四十、日间化疗中心护士长职责

（1）在护理部、科护士长的领导下，负责本中心护理质量、环境、药品物品、仪器设备等管理工作。

（2）根据医院、护理部及大科工作计划，结合专科特点，制订本中心护理工作计划并组织实施，定期总结。

（3）开展护理人员素质教育和思想教育，关心护士身心健康，协调医护关系，建设良好的护理团队。

（4）根据患者的需要和护理人员的情况合理安排护士工作；制订激励方案，完成每月绩效考核与薪酬分配，不断提高护理质量。

（5）督促护理人员严格执行各项规章制度和技术操作规程，严防差错事故的发生。

（6）组织制订本中心护理工作流程，定期评价流程实施效果。

（7）加强护理质量管理，建立专科护理质量指标，组织开展一级质控检查，持续提高护理质量。

（8）落实应急预案管理，确保医疗质量安全。

（9）参加与中心治疗患者相关的医师查房、疑难病例讨论；参与并指导化疗患者护理及抢救工作。

（10）落实护理人员业务学习及护理技能培训和考核，组织护士例会、护理查房、疑难病例讨论，积极开展病区护理新业务、新技术及护理科研工作。

（11）创造良好的就医环境，做好医院感染管理工作，指导并督促护理员（护工）、保洁人员做好相应工作。

（12）负责本中心成本管理，做好仪器设备、药品、医疗物资和办公用品等的管理，合理利用医疗资源，定期督促检查。

（13）按医疗服务技术规范定期检查科室医疗收费及药品、耗材的出入库情况，规范医疗服务行为。

（14）协助医保部门完成医保病历监管，按时做好出院病历归档。

（15）做好与各科室之间的工作沟通、协调和配合，协助医务部、护理部做好接待参观交流等事宜。

（16）及时通知未按时到中心治疗的患者按要求进行治疗，对爽约患者的原因进行分析与总结，按要求上报各类报表。

（17）了解当前国内外关于本领域的最新资讯及先进的管理理念，运用信息化管理工具进行科学、精细的运营分析，定期向上级部门反馈。

四十一、日间化疗中心护士职责

（1）在日间化疗中心护士长的领导下及上级护士的指导下开展工作。

（2）履行各班工作职责，为患者实施责任制整体护理。

（3）认真执行各项规章制度和护理技术操作规程，准确及时完成各项治疗护理工作。

（4）按要求有序接待、安排、引导患者入座，根据患者治疗类型及相关要求，指导患者有序完成用药治疗前的各项检查。

（5）对当天治疗的患者落实化疗前再评估，检查结果是否符合要求，患者有无特殊情况等，实施治疗前接待评估、化疗中观察和指导、化疗后居家指导和随访等流程化收治。

（6）正确应用 PDA、医院信息系统（HIS）、移动护理、护理管理、输液监控等信息化软硬件设备、系统、服务，提高效率和安全性，确保医疗工作的质量与安全。

（7）给药过程中，加强巡视，观察患者输液局部及全身反应，发现异常及时处理。

（8）做好基础护理和心理护理，加强化疗、靶向、免疫治疗及居家安全管理等健康教育工作。

（9）正确运用肿瘤综合治疗理念，规范化指导患者用药注意事项、饮食、活动、休息等，根据患者需要提供必要的便民服务。

（10）定期检查护理用具、抢救仪器，保证处于备用状态；熟悉其放置位置，熟练各种仪器的使用方法。

（11）加强与患者、化疗主管医师、药学部、静脉配置中心、医技部门等的沟通，确保护理工作的顺利开展。

（12）规范执行医疗服务项目，与医师沟通收费项目，协助做好药物治疗适应证把关。

（13）督促卫生员按要求进行各类物品表面消毒管理及记录。

（14）按随访要求进行患者居家随访管理，对随访中患者或家属提出的建议、意见做好记录并及时反馈，及时分析整改。

（15）按要求完成继续教育学分，定期完成相关业务学习和技能培训，不断提升自身专业素养。

四十二、健康管理部护士长职责

（1）根据护理部及片区工作计划和目标管理任务，结合科室工作实际，制订工作计划，组织实施并做好总结、记录、统计，按要求上报各类报表。

（2）主持召开护士例会，做好上传下达，完成医院和护理部布置的各项工作。

（3）负责本科室护理人力资源管理，科学分工和排班，完成每月绩效考核和薪酬分配。

（4）组织编写本科室护理常规、操作规程、健康教育等资料。

（5）了解护理人员思想、工作、学习动态，抓好政治思想工作和职业道德教育，并协同有关部门解决护理人员工作和生活中的困难。

（6）督促护理人员落实岗位职责、规章制度和操作规程，督促服务礼仪和行为规范的落实，保证体检工作安全和服务质量。

（7）负责本科室护理质量管理，落实患者安全目标，确保各项护理质量达标。深入了解护理工作中存在的问题，组织开展分析、讨论，及时改进。

（8）检查、指导科室护理工作，帮助护理人员提高护理质量及服务水平，充分调动主观能动性。

（9）负责落实日常体检运营工作，监督各节点工作情况和进度，维护体检秩序，发现隐患，处理护理投诉及不良事件，及时调解纠纷。

（10）负责体检区域环境的维护，营造整洁、安全、有序、便捷的体检环境。

（11）负责科室成本管理，做好仪器设备、药品、医疗物资和办公用品等的管理，合理利用医疗资源。

（12）组织护理人员参与健康管理后续服务工作，如慢病筛查、随访、健康咨询、健康宣教、保健等。

（13）承担临床实习人员、进修护士的教学任务。组织开展护理新业务、新技术及护理科研工作，总结经验，撰写论文。

（14）落实护理人员业务学习及护理技能的培训和考核。

（15）按照医院感染管理要求做好医院感染的预防与控制工作。

（16）监督体检早餐配餐人员、保洁人员、导检人员、标本转运人员的工作质量。

（17）做好科室之间的工作协调，接待参观交流、上级检查、科室宣传等事宜。

四十三、健康管理部护士职责

（1）在健康管理部护士长的领导下，协助落实科室护理工作计划，执行体检日常运营相关工作，为体检者提供安全、快捷、优质的服务。

（2）严格执行各项规章制度及技术操作规程。

（3）落实岗位职责，遵守服务礼仪和行为规范。

（4）维持体检秩序，指导体检者有序体检，解答体检者疑问，妥善处理体检过程中出现的隐患。

（5）维护体检区域环境，营造整洁、安全、便捷、有序的体检环境。

（6）按照医院感染管理要求做好医院感染的预防与控制工作。

（7）做好体检信息录入和审核工作，确保体检结果准确无误。

（8）做好体检标本管理和转运工作。

（9）做好科室药品、医疗物资和办公用品等的请领和管理。

（10）做好急救器材、仪器及药品的管理。

（11）根据体检者需要，提供必要的便民服务。

（12）参与体检过程中突发事件的处理、急重症体检者的抢救及护理。

（13）参与健康管理后续服务工作，如慢病筛查、随访、健康咨询、健康宣教、保健等。

（14）承担实习生、规培护士、进修护士的临床带教工作。

（15）按要求完成业务培训及技能考核。参与新业务、新技术及护理科研工作，总结经验，撰写论文。

（16）监督、指导体检早餐配餐人员、保洁人员、导检人员、标本转运人员的工作。

四十四、护理学教研室主任职责

（1）在分管院长的领导及教务部的指导下，负责护理学教研室临床教学的全面管理。

（2）制订本教研室的教学计划、教师培养计划及研究生、实习生的培养计划，并组织实施。

（3）督促检查教学环节的执行情况，负责教学质量的评估工作，对教研室教师的师德、教学出勤、教书育人及教学等情况进行定期考核。

（4）主持教研室教学会议、集体备课、试讲及其他教学活动，定期参加教学听课；教学工作中的重大问题应提交教研室会议讨论，或向学校有关部门反映教学的有关问题。

（5）组织开展教学研究工作，经常性检查研究课题的进展情况；组织开展教学相关学术活动和撰写教学论文，提高学术水平。

（6）组织期末考试的命题、阅卷及试题综合分析。

（7）做好教学设备的请购和教学经费的管理。

（8）组织年度教学工作总结，对教研室成员进行考核，提出奖罚及晋级、晋职的建议。

（9）指导教学秘书、临床教师做好教学文件资料的收集、整理及归档保管工作。

（10）组织完成本教研室其他相关工作。

四十五、护理学教研室副主任职责

（1）在护理学教研室主任的领导下，协助分管教研室具体的教学及其管理工作，并定期向主任汇报。

（2）制订教研室每学期的教学活动计划并进行教学工作总结。

（3）负责教研室的教学管理并组织实施，包括课程教学大纲管理、课堂教学环节的组织管理、实践性教学环节的组织管理、教师工作管理、教学资源管理、教学档案管理等。

（4）组织编制或修订教学大纲和课程教学进度计划，负责布置落实教学任务，审查任课教师名单。

（5）组织开展教学经验交流、集体备课、学术讲座、专题研讨会和观摩教学等学术交流活动，定期参加教学听课；组织教师积极开展学科学术研究和教育学术研究。

（6）督促检查各教学环节工作的落实和执行情况，负责教学质量评估工作；对教研室教师的师德、教学出勤、教书育人等情况进行定期考核。

（7）组织召开各类教学会议，探讨和改进教学方法，解决存在的问题，不断提高教学质量。

（8）制订和实施师资队伍建设和培训计划，加强对青年教师的培养，形成优化的教师队伍；组织教师学习教育理论和专业知识，要求专任教师掌握本学科最新的学术动态和国内外进展情况。

（9）与学校、教务部、教学病房之间密切联系，加强沟通。

（10）主任外出期间，代理主任主持日常教学工作。

四十六、护理学教研室教学秘书职责

（1）在护理学教研室主任、副主任的领导下，协助教研室教学工作的组织、安排、具体实施及日常行政事务处理。

（2）协助制订教学计划，根据实施情况及时反馈调整。

（3）根据理论课教学任务，按照教学大纲制订授课教学进度表和课程表，经教研室主任审定，及时准确地书面通知有关教师。

（4）协助完成临床带教老师的选拔。

（5）协助主任或副主任组织教师试讲、集体备课、教学评议等各种教学活动，认真做好各项教学活动的记录。

（6）安排好临床实习、见习工作。按照实习、见习计划，做好教学及临床实习、见习工作的安排与检查，并将检查结果反馈、总结和分析，不断提高教学质量。

（7）进行教学检查，深入病区收集教与学的意见，注意总结交流经验，发现问题及时帮助解决。经常与学校、教务部联系，及时反映教学中存在的问题和意见。

（8）负责协助护理研究生开题报告、中期汇报、毕业答辩等相关事宜。

（9）参与考试命题、监考及阅卷，并及时做出考试分析，以评价教学效果；收集任课教师及学生对教学工作的意见和建议，向教研室主任汇报。

（10）负责教学文件、教学相关资料的领、发、报、送，做好教研室教学资料的归档和管理。

（11）协助主任完成每学年教学工作总结；协助主任组织好教学方法的改革和研究；协助主任完成其他教学工作。

四十七、护理教学管理委员会职责

（1）在护理学教研室主任的领导下，负责全院临床护理教学管理工作。

（2）根据广西医科大学教学要求及临床护理教学的特点，拟定并修改各级教学人员工作职责、护理教学管理的规章制度和教学标准。

（3）审核各临床带教科室的护理教学计划，对临床带教科室的实习工作进行指导、检查、评价。

（4）审核带教老师的聘任、考核、表彰等工作。

（5）组织实施各层次护理专业学生的理论课教学、见习、实习等工作。

（6）定期组织教学质量检查，抽考实习生护理操作技能。

（7）策划和组织全院性临床护理教学活动。

（8）组织和参与护理学院、继续教育学院、研究生院相关科目的命题、阅卷及评价等工作。

（9）定期召开教学管理委员会会议，总结与推广教学经验，对存在的问题提出改进意见。

（10）组织各临床带教科室积极开展教学研究，加强以学生为中心、自主学习为主的教学方法改革，探讨改革临床护理教学的内容和方法。

四十八、大科教学护士职责

（1）在护理部、科护士长的指导下工作，根据护理部教学管理计划及实习大纲的要求，结合大科实际情况制订临床护理教学计划，并组织实施。

（2）定期检查教学计划的落实情况，按照不同层次人员的计划要求，认真完成各学历层次的临床教学任务。

（3）组织并参与实习生操作技能考核项目安排。

（4）组织并参与大科的小讲课、教学查房及教学质量监控等。

（5）督促大科各带教科室完成实习生出科考试、考核及鉴定工作。

（6）定期组织大科实习生召开出科前座谈会，评价带教老师工作，征求实习生意见并及时反馈，切实改进教学方法。

（7）收集和保管大科临床护理教学资料。

（8）带领或指导各病区护士积极申报教改课题，撰写并发表教学类论文。

（9）密切与护理部及各临床教学护士的联系，加强沟通、协调和配合。

（10）协助上级完成教学相关工作任务。

四十九、病房教学护士职责

（1）在科护士长及病房护士长的指导下工作。根据护理部、大科的教学计划以及实习大纲的要求，结合本病房实际，制订本病房临床护理教学计划，并组织实施。

（2）以培养学生的岗位胜任力为导向，指导学生执行临床护理规章制度、护理常规、护理技术操作规程等。

（3）定期检查教学计划的落实情况，按照不同层次人员的计划要求，认真完成各学历层次的临床教学任务。

（4）负责本病房实习生入科教育及实习期间的医德医风教育。坚持立德树人、德医交融的教育模式，培养学生人文精神与慎独精神，培养学生自主学习、终身学习理念。

（5）组织并参与病房小讲课、教学查房及教学质量监控等。

（6）指导学生正确运用护理程序为患者提供"以患者为中心"的优质护理服务；及时解答学生提出的问题，做到理论联系实际，放手不放眼；指导学生正确书写相关护理文书。

（7）组织并参与实习生的考勤，做好实习生的德、能、勤、绩等考核工作。

（8）组织完成实习生出科考试，督促临床带教老师及时准确填写《实习手册》；认真记录并完成科室护理教学记录本的填写。

（9）密切与临床带教老师联系，征求带教老师及实习生的意见并及时反馈，不断改进教学方法。

（10）收集和保管病房临床护理教学资料。

（11）带领或指导护士积极申报教改课题，撰写并发表教学类论文。

（12）协助病房护士长及大科教学护士的工作。

五十、临床带教老师职责

（1）在护士长领导及临床教学护士的指导下工作，参与制订和实施本病房临床护理实习教学计划。

（2）以培养实习生的岗位胜任力为导向，指导学生执行临床护理规章制度、护理常规、护理技术操作规程等。

（3）严格执行教学质量标准，按要求指导实习生进行教学查房、小讲课，做好日常教学质量监控。

（4）坚持立德树人、德医交融教育模式，培养学生人文精神与慎独精神，培养学生自主学习、终身学习理念。

（5）指导实习生正确运用护理程序为患者提供"以患者为中心"的优质护理服务，及时解答学生提出的问题，做到理论联系实际，放手不放眼；指导学生正确书写相关护理文书。

（6）参与实习生出科理论、操作考试及综合测评，包括德、能、勤、绩等考核。发现问题及时解决或报告护士长。

（7）实习生出科后3天内完成实习生相关资料。

（8）协助病房护士长及病房教学护士完成相关工作。

五十一、护理本科实习生导学辅导员职责

（1）遵循教育教学规律，按照国家教育政策法规及学校的有关规章制度，教书育人，促进实习生综合素质的协调发展。

（2）按毕业生实习计划要求，导学辅导员根据实习生掌握知识的情况和个体差异，负责对其进行跟踪督促，了解实习计划的实施完成情况，并由所在的实习科室带教老师协助导学辅导员负责实习生夜班或临床护理工作的部分教学。

（3）指导实习生掌握科学的学习方法，培养自主学习能力，提高学习效果。认真学好临床护理基本知识和基本技能，鼓励并指导实习生参加临床、科研和社会实践活动。

（4）督促实习生认真完成实习计划所规定的各项要求。关心实习生，了解其思想动态，查看实习日记，每月与所指导的实习生交流、沟通至少 1 次，做好教书育人和治病救人的工作，并做好记录。对实习生择业、就业提供咨询。

五十二、专科护士职责

（1）履行护理在法律、条例、规则及守则方面须遵守的法律及专业道德要求。

（2）掌握本专科危重症患者的救治原则与急救技能，能够在突发事件及危重症患者的救治中发挥重要作用。

（3）专科护士应及时了解本学科发展动向，掌握本专科领域护理新理论、新知识、新技术和新方法，每年至少参加省级及以上护理或相关专业继续医学教育项目学习 1 次。及时总结临床护理经验，每年至少有 1 篇专业论文在省级及以上正式刊物发表或在继续教育学习班上交流。

（4）组织本专科领域的护理危重病例、疑难病例讨论，评估分析患者护理问题，制订护理计划并实施；参与院内专科护理查房和护理会诊，实施循证护理和专责护理，对临床实践进行指导并提供建议。

（5）培养专业护士，协助制订和实施医院专业人才培养计划。

（6）制订和修订本专科护理工作指引、护理质量标准及紧急应变计划的工作；与不同医疗专科合作，推行质量持续改善的策略并实时评价，确保本专科护理质量。

（7）在有长期及慢性病例的专科，开设专科护理门诊，指导并为患者、家属、员工和公众提供咨询。

（8）加强对其他护理人员的专业指导，承担专科护士培训基地的临床实践带教工作，协助护士长做好专科护士培养的管理。

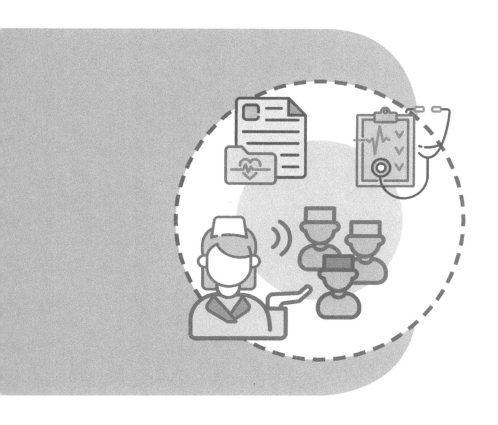

第二部分·制度篇

一、护理人员管理规定

（1）各级护理人员严格执行《护士条例》，按规定及时完成首次注册和定期延续注册。

（2）护士执业注册者，经科室考核合格后方可独立工作。

（3）执业过程中，必须严格遵守相关的法律法规、医院和科室的各项规章制度、技术规范，恪守职业道德。

（4）根据临床护理岗位的技术和专业要求，对各级护理人员实行分层管理、分层使用。按照护士的技术职称、工作经验和技术能力，负责不同病情、护理难度和技术要求的患者，体现能级对应。

（5）护士在执业中应加强责任心，及时正确执行医嘱，配合医师进行救治和抢救。

（6）护士有承担预防保健工作、宣传防病治病知识、进行康复指导、开展健康教育、提供卫生咨询的义务。

（7）从业护士应通过实践、教育、管理等方式提高专业水平。

（8）护理部根据各科计划选送护士外出进修培训、学习，护理人员的调动、任免、晋升、奖惩工作由护理部与组织人事科负责，并上报医院批准。

（9）护理部每季度及各科室每月进行一次护理质量检查，对护士素质及业务水平进行监督、指导，并将问题进行总结、分析、评价及反馈。

（10）遇有自然灾害、传染病流行、突发重大伤亡事故及其他紧急情况，护士必须服从卫生健康行政主管部门的调遣，参加医疗救护和预防保健工作。

（11）对于存在违反劳动纪律及医院规章制度等情况的护士，医院根据情节轻重给予纪律处分或解除聘用合同。

附：护理人员仪容仪表及劳动纪律管理规定

（1）发型和帽子。

①普通科室：护士着装整齐，长发不超过肩部。

②特殊科室：手术室、监护病房和其他需要为患者进行特殊处置的科室护士，按要求佩戴圆帽。戴圆帽时头发要全部罩在帽子内，前不遮眉，后不露发梢，帽子的接缝线放在后面，边缘平整。

（2）工作着装。

①服装穿着合体、整洁、干净，佩戴工作牌上岗。

②护士服下摆在膝下，裙摆不可露在工作服外，穿长裤时须穿白色工作裤。

③穿肉色袜或白袜、白色护士鞋，不得穿响底鞋，保持护士鞋的清洁。

（3）工作妆容。

①上班可化淡妆，妆色端庄、淡雅，眉色宜为淡黑色，不用假睫毛。口红颜色应接近于唇色，不留长指甲和涂指（趾）甲油。

②工作时间不能佩戴戒指、手镯、脚链、耳饰，颈部不可佩戴粗大项链。

（4）口罩。

① 根据防护要求，正确选择及佩戴口罩。

② 口罩要保持清洁干燥，定时更换。

（5）护理人员劳动纪律管理条例。

① 护理人员上岗后，护士长应遵照医院规定，安排好班次，护理人员应按照护士长排班进行工作。

② 休假由护士长根据病区工作情况统筹安排，无特殊情况，应在安排的时间内休假。

③ 如遇特殊情况，应提前申请，护士长在不影响工作的前提下，可酌情安排休假，但不得预支假期。

④ 凡轮值大小夜班时不得休假，确因患病休病假者，要有疾病证明，并由护士长安排夜班。电话请假一律无效，遇特殊意外、急诊手术、高热、危重抢救等情况例外。节假日病假不能拿休假冲销。院外急诊假单当天有效。

⑤ 哺乳时间和产假不得累计存休。

⑥ 工作时间坚守工作岗位，遵守劳动纪律，提前到岗，不脱岗、不迟到、不早退、不无故请假。

⑦ 工作时间不看电视、不玩手机、不玩电脑等，不看与业务无关的书籍。

⑧ 工作时间内不干私活，不扎堆聊天，不打私人电话聊天，不带家属和孩子值班。

⑨ 保持良好的工作环境，不在工作场所吃喝东西，不大声喧哗。

二、护士执业注册制度

（1）注册护士是指经执业注册取得护士执业证书（护士执照），依照《护士条例》规定从事护理活动，履行保护生命、减轻痛苦、增进健康职责的卫生技术人员。

（2）护士执业应当遵守法律、法规、规章和诊疗技术规范的规定。

（3）在我院执业的护士，必须取得护士执业证书（护士执照），从事相应岗位工作的人员须证件齐全，并在护理部备案。

（4）申请执业注册护士的条件：具备完全民事行为能力；在中等职业学校、高等学校完成国务院教育主管部门和国务院卫生健康行政主管部门规定的普通全日制3年以上的护理、助产专业课程学习，取得相应学历证书，同时在教学医院、综合医学完成8个月以上的护理临床实习；通过国家卫生健康委员会组织的全国护士执业资格考试；符合护士注册规定的健康标准。

（5）护士执业注册有效期为5年。

（6）护理执业活动中断超过3年者，必须在卫生健康行政主管部门指定的临床护理培训考核定点医院接受 3 个月的临床护理培训，考核合格后重新申请注册。

（7）未经执业注册取得护士执业证书者，不得从事诊疗技术规范规定的护理活动。

（8）外单位新调入我院工作的护士，应及时办理护士执业注册变更手续，未变更前不得单独执业。

三、护士执业准入制度

（1）新入职护士必须持有护理专业大专以上毕业证书，经岗前培训，考核合格后方可上岗。

（2）新入职护士须通过护士执业资格考试和护士执业注册，取得护士执业证书，并经过 3 个月以上的临床护理专业培训，通过"护士独立值班准入"考核，具备专业护理能力，方可独立从事临床护理工作。

（3）在岗护士的执业注册必须在有效期内。

（4）本院护士执业注册机构必须是在广西医科大学第一附属医院。院外来我院工作的护士须及时办理注册变更手续，经培训考核合格符合准入条件，方可独立工作。

（5）特殊科室（如急诊、重症监护病房、手术室、血液净化、产房等）护理岗位护理人员须接受专科临床培训，考核合格后方可上岗。

（6）来我院进修学习的护理人员必须具有执业资格、持有有效执业资格证书。

四、护理人员资质 / 准入审核规定与流程

1. 护理人员资质 / 准入审核规定

（1）护理人员必须持有护士执业证书，并按规定注册，方能独立从事护理工作。未取得护士执业证书者，不得从事诊疗技术规范规定的护理活动。从事相应护理岗位工作的人员须具备专业护理能力，证件齐全，并在护理部备案。

（2）外单位新调入我院工作的护士，应及时办理护士执业注册变更手续，未变更前不得单独执业。

（3）护理进修人员必须具有执业资格，来我院进修学习时须持有效执业资格证书。

（4）护士执业注册有效期为 5 年。护理执业活动中断超过 3 年者，必须在卫生健康行政主管部门指定的临床护理培训考核定点医院接受 3 个月的临床护理培训，考核合格后重新申请注册。

（5）新入职的护理人员必须经过岗前培训，考核合格后方可上岗。

（6）特殊岗位（如急诊、手术室、危重症医学、血液净化、新生儿专业等）的护理人员须具备以下条件：

① 新入职的护士在上级护士的指导下，带教满 3 个月并考核合格。

② 获得护士执业证书并通过专业培训，具备专科知识和护理技能。

③ 选送参加省级以上专科护士培训者，必须具有本专科 3 年以上的临床护理工作经验。

2. 护理人员资质 / 准入审核流程

护理人员资质 / 准入审核的具体流程见图 2-1。

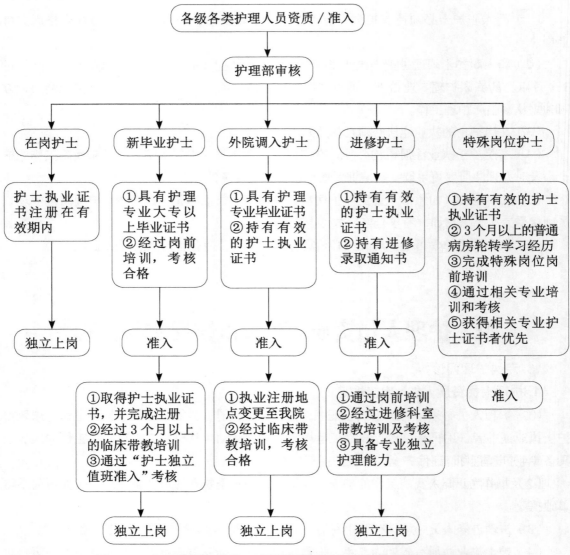

图 2-1 广西医科大学第一附属医院护理人员资质 / 准入审核流程

五、特殊护理岗位护士资质管理制度

1. ICU 专业护士资质

（1）护理专业大专以上学历，持有护士执业证书。

（2）通过重症监护专业培训和考核。

（3）新入科者在重症监护指定带教老师的指导下，带教满 3 个月并考核合格。

2. 急诊护士资质

（1）护理专业大专以上学历，持有护士执业证书。

（2）通过急诊专业培训和考核。

（3）新入科者在急诊科指定带教老师的指导下，带教满 3 个月并考核合格。

3. 产科助产专业护士资质

（1）护理专业大专以上学历，持有护士执业证书和母婴保健技术考核合格证书或助产专业证书。

（2）通过产科助产士专业培训和考核。

（3）新入科者在产科指定带教老师的指导下，带教满 3 个月并考核合格。

4. 手术室专业护士资质

（1）护理专业大专以上学历，持有护士执业证书。

（2）通过手术室专业培训和考核。

（3）新入科者在手术室指定带教老师的指导下，带教满 3 个月并考核合格。

5. 血液净化专业护士资质

（1）护理专业大专以上学历，持有护士执业证书。

（2）通过血液净化专业培训和考核。

（3）新入科者在血液净化室指定带教老师的指导下，带教满 3 个月并考核合格。

6. 专科护理门诊护士资质

（1）具有本科及以上学历、护师及以上职称。

（2）取得省级及以上机构颁发的相关专科 / 专职护士证书（培训时间 2 个月及以上）。

（3）取得专科护士证书后在相关专科领域工作 1 年及以上。

（4）申请审批流程：由各专科小组根据准入条件对专科小组成员提出申请，专科小组组织理论及操作考试，并进行岗位综合能力测评，合格后提交护理部审核（PICC 门诊、伤口造口失禁门诊、糖尿病专科、呼吸慢病管理专职护士等）。

六、护士夜班准入制度

1. 人员要求

单独值夜班的护士必须为注册护士。

2. 基本条件

（1）新护士必须经过3个月以上的临床护理专业培训，通过"护士独立值班准入"考核，在上级护士的指导下参加全夜班数不少于4次，具备专业护理能力，方可独立值夜班。

（2）规培轮转护士转入新科室时须在本科室带班培训1个月以上，并在上级护士的指导下参加全夜班数不少于2次，经护士长及上级护士评估能胜任夜班工作者，方可独立从事夜班工作。

3. 岗位要求及专业技术能力

（1）掌握夜班工作职责、工作内容和程序，具有良好的慎独精神。

（2）熟悉病区环境，掌握仪器设备使用，了解常用药品、物品的管理。

（3）掌握专科疾病护理常规，熟悉病情观察要点，具备突发事件的应急处理能力。

（4）具备熟练的专业技能和急危重症抢救配合的能力。

（5）具有良好的沟通能力，能独立解决问题。

（6）掌握并能规范书写各种护理文书。

七、护理人力资源配置原则和标准

1. 配置原则

（1）满足需求原则：以《护士条例》等法律法规为依据，按照各专业护理工作范围、种类、工作量、风险程度及服务对象需求等确定人员配置数额，满足护理需要。

（2）结构合理原则：按照职称、学历、资历、年龄合理配置护理人员，形成合理的护理人才梯度。

（3）能级对应原则：根据护理人员的职称和能力，确定其工作性质，合理安排岗位和职位，按职上岗，做到人尽其才、才尽其用。

（4）动态调整原则：在统一安排下，适当地在科室内部调配，重新组合护理团队，以发挥成员之间的最大效率。

2. 配置标准

根据国家卫生健康委员会三级医院评审标准要求，合理配置护理人力。

（1）临床护理人员占护理人员总数超过95%。

（2）全院护士人数与开放床位数比不少于（0.7～0.8）∶1。

（3）普通病区护士人数与开放床位数比不少于（0.4～0.6）∶1。

（4）重症监护床护比不少于1∶（2.5～3）。

（5）CCU床护比不少于1∶1.5。

（6）手术室手术间与护理人员比不少于1∶3。

（7）儿科床护比不少于1∶0.5。

（8）新生儿科床护比不少于1∶0.6。

（9）中医科床护比不少于1∶0.4。

（10）康复科床护比不少于1∶0.3。

（11）血液净化按照每台血液透析机配备0.4名护士的比例配置。

（12）急诊科有固定急诊护士人数，且占急诊在岗护士人数的75%及以上。

（13）感染性疾病科有固定护士人数，且占感染性疾病科在岗护士人数的75%及以上。

八、护理人力资源弹性调配制度

（1）各级护理管理人员及时掌握分管病区的工作量、危重症患者情况，合理调配护理人力，以确保护理工作高效、安全、有序地开展。

（2）护士长应根据收治者人数、危重症患者的比例、手术数、床位使用率，实行弹性排班。加强患者治疗、护理高峰时段的人员配置，避免人力浪费。

（3）护士长需掌握工作规律，根据工作忙闲排班，合理安排本单元内的人力资源，确定在特殊情况下的机动人选，如节假日、突发状况或紧急抢救患者时增加护理人力，必须安排机动班，机动班人员要保持24小时通信畅通，做到随叫随到。

（4）依照层级原则实施护理人力调配。当科室护理人力资源相对短缺，如科室加床或短期内大量减员等，影响正常开展工作时，原则上由所在科室护士长通过临时调配解决；如安排人员有困难时，向科护士长汇报，调配机动护士到岗；科护士长调配人员有困难时，应向护理部汇报，由护理部协调有相关专业工作经验的护士来缓解人力不足状况。

（5）各科室应服从护理部的人力调配。所抽调人员应具备一定的工作能力，能完成替代科室的工作任务，保证护理质量。

九、应急救治护士管理制度

1. 目的

为有效应对突发公共卫生事件、急危重症患者抢救、科室患者突增时的紧急人力资源调配，使临床护患比更加趋于合理，确保全院护理工作安全良性运行，特制定本管理制度。

2. 应急救治小组成员资质

（1）要求护理层级在 N2 或 N2 以上。

（2）政治素质过硬，专业知识扎实，有应急救治经验。

（3）急救反应快，应对突发事件能力强。

（4）有较强的奉献精神和团队协作能力。

3. 应急救治小组培训内容

（1）重点培训应急救治技能，熟练掌握急救技术能力。

（2）每年进行心肺复苏训练。

（3）每年进行应急模拟演练 1 ～ 2 次。

4. 应急救治小组成员的职责

（1）保持 24 小时通信通畅，随时准备接受应急任务。

（2）当接到应急救援电话后 15 ～ 30 分钟内到达现场，服从现场统一指挥，积极投入救治工作。

（3）做好个人职业防护。

（4）定期参加应急演练和相关培训。

十、机动护士管理制度

（1）为有效应对科室（病区）护理人力资源相对短缺，及时调整影响科室（病区）正常开展工作的状态，确保护理工作安全、有效完成，护理部设立的全院机动护士库，由护理部统一调配。

（2）由护理部在全院护理人员中挑选团队协作精神强、工作积极主动、具有较强的适应能力和应变能力的护士担任机动护士。

（3）在护理工作中出现人员短缺、临时性护理任务、紧急情况及特殊事件时，护理部随时进行调配，机动护士必须服从安排，支援护士紧缺的科室（病区）或完成医院的临时性工作任务。

（4）科室（病区）如需机动护士的援助时，由护士长报告护理部，护理部对科室（病区）

护理人员配置、工作任务、护理工作量、工作强度、风险系数等进行评估后确认影响护理质量安全时，调配能胜任该工作的机动护士支援。

（5）支援工作结束后，及时报告护理部，返回原工作岗位。

（6）接收病房护士长负责对机动护士进行考核。

十一、护理岗位管理制度

（1）按照"科学管理、按需设岗、保障安全"的原则，合理设置护理岗位，明确各级护理人员岗位职责、任职条件、工作质量标准、工作流程，制订护理人员岗位职责，发挥人力资源的能级效应。

（2）根据工作性质、工作任务、责任轻重和技术难度等要素，对岗位所需护士进行分类分级，使人员能力与岗位要求相匹配，实现对护士由身份管理转变为岗位管理。

（3）根据实际工作需要科学合理设置护理岗位，不同岗位的护士数量和能力素质应当满足工作需要，临床一线护士的配置应结合岗位的工作量、技术难度、专业要求和工作风险等要素，合理配置，动态调整，保障护理质量和患者安全。

（4）制订科学的绩效考核方案，结合工作量、工作质量、风险程度等要素，对岗位进行分级分类，体现多劳多得、优劳优酬、同工同酬的薪酬激励机制。

（5）在实施护理岗位管理工作中，注重对护理人员的培训与使用，按各级岗位的培训要求完成培训内容，提高护士的能力与水平。

（6）根据岗位职责与工作要求，制订不同层级护理人员考核标准，护士由科室考核，护士长由大科和护理部考核，考核结果作为职称晋升、评优的重要依据。

十二、护理人员院内岗位调整管理制度

（1）护理人员岗位相对固定。除医院原因（如新开病区或其他特别情况）须调整外，原则上每位护理人员固定在某科室。

（2）新入职护理人员岗前培训结束，经考核合格，护理部根据各科室用人需求，分配到相应科室并相对固定。2年内完成新入职护士规范化轮转培训后回到原科室工作。

（3）护理人员因个人原因（如身体情况等）不能胜任原工作岗位者，或医院原因调到非临床一线不上夜班岗位者，须由个人提出书面申请（附疾病证明书或其他情况说明），由原科室主任、护士长签署意见上交护理部，经护理部与组织人事科讨论，上报主管领导审批签字。

（4）新增护理岗位，由科室提出书面报告，上交组织人事科，组织人事科提交医院审批，同意后由组织人事科通知护理部安排相应人员。

（5）凡经医院同意调整岗位的护理人员，须护理部签署调动意见上报组织人事科开具院内调动通知单，调动人员持调动通知单到新科室报到。

十三、护理质量与安全管理委员会工作制度

（1）成立由分管院长、护理部、医务部、医院质量管理办公室、医院感染管理科、组织人事科、财务科等部门组成的护理质量与安全管理委员会。

（2）护理质量与安全管理委员会在分管院长的领导下，行使护理质量与安全管理职责，负责全面督导护理质量与安全管理工作。

（3）认真贯彻护理管理相关法律、规章及质量规范标准，制订医院护理工作发展规划，定期研究护理质量管理工作发展中的困难和问题，提出改进策略并落实。

（4）建立由护理部主导、多学科联动的护理质量指标评价体系，不断完善护理质量评价标准及方法。

（5）依据医院总体质量与安全管理目标，确立护理质量管理目标及工作计划并组织实施。

（6）开展护理人员规章制度、护理质量与安全及法律知识的教育培训，提高全院护理人员安全意识，保证护理安全。

（7）负责对护理新技术准入考核、实施过程中的监管。

（8）定期组织护理质量检查与指导，及时地总结、反馈，提出改进措施，并督促落实，持续提高护理质量。

（9）定期召开护理质量与安全管理会议，对护理不良事件进行讨论、分析，提出整改和防范措施，并追踪及评价改进效果。

（10）定期向医院质量与安全管理委员会汇报工作开展情况，必要时联合其他质量与安全管理委员会进行质量督查，发挥大质控协同作用。

（11）组织开展护理质量改善活动，多学科联动应用戴明环（PDCA 循环）、根本原因分析法（RCA）等质量管理工具分析护理质量与安全问题，找出隐患，提出防范措施，持续改进护理质量。

十四、护理质量与安全管理制度

（1）成立护理质量与安全管理委员会，下设护理质量与安全管理小组，负责修订完善质量指标、评价标准及质量检查标准，并组织检查、督导。

（2）建立健全三级护理质控网络。三级质控由护理部主任、科护士长及护士长组成，二级质控由科护士长及护士长组成，一级质控由护士长和护士组成。

（3）定期开展三级质量督查。三级护理质量督查每季度一次，二级护理质量督查每月一次，一级护理质量督查每半个月一次。各级护理质量督查对存在的问题进行分析和及时反馈，提出改进措施并限期改正。

（4）护理部每月对检查情况进行汇总并向各护士长反馈，每季度进行一次质量分析、评价，提出改进措施，并对存在问题的整改进行追踪，持续提高护理质量。

（5）护士长对病区护理质量与安全把关，每天五查房（晨会交班前、早上治疗后、中午下班前、下午上班后、下午下班前），掌握病区动态和危重症患者情况。

（6）根据法律法规、行业标准、指南等不断完善各项规章制度，规范护理质控工作的各个环节，不断完善质量指标和质量评价标准。

（7）制订并落实突发事件的应急预案和危重症患者抢救护理预案及处理流程。

（8）加强对护士执业资格和新技术、新业务准入管理，为患者安全护理服务提供保障。

（9）加强对护理人员质量与安全管理教育，定期组织质量指标、管理标准、质量管理工具等培训，提高护理人员的质量意识，人人参与质量管理。

（10）应用护理质量管理工具开展质量改善活动，持续改进护理质量。

十五、病房护理管理制度

（1）病房由科室（病区）主任、护士长负责管理。

（2）工作人员应遵守劳动纪律，坚守岗位。按规定着装，佩戴工作牌上岗；工作时间不聊天、不闲坐、不做私事、不接听私人电话；治疗室、护士站不得存放私人物品。

（3）护士长全面负责病区财产和仪器设备的管理，并分别指定专人管理，建立账目，定期清点。如有遗失应及时查明原因，按规定处理。

（4）保持环境整洁。病房陈设统一，床位和物品定点放置、摆放整齐；治疗室、换药室分区合理，物品定点放置、摆放有序、标识清楚、用后归位；定期清洁，及时清除污物。

（5）保持环境舒适。

① 定时通风。每天定时开窗通风 1～2 次，每次 15～30 分钟，及时排除不良气味；病室为无烟区，有禁烟标识。

②保持适宜的温、湿度。病室温度一般冬季为 18～22 ℃，夏季为 19～24 ℃，儿科病室温度在 22～24 ℃之间，相对湿度以 50%～60% 为宜。

（6）控制噪声，保持安静。医护人员应做到走路轻、说话轻、操作轻、关门轻，控制噪声在 35～40 dB。

（7）确保环境安全。

①保持地面干燥、防止湿滑，定期检查设施、设备安全情况，对存在安全隐患的患者要加强防范措施，避免各种因素所致的意外损伤。

②病区消防通道畅通，有消防疏散示意图；贵重物品不要放在病房内。

（8）定期召开工休座谈会，进行安全教育及健康指导，并征求意见，改进病房工作。

（9）为患者提供力所能及的便民措施。

十六、分级护理制度

（一）分级护理的定义

分级护理是指患者在住院期间，医护人员根据患者病情和（或）自理能力进行综合评定，确定并实施不同级别的护理。

（二）分级护理的制订

各专科根据疾病特点及专科要求，制订专科分级护理标准，并按标准实施。

（三）护理级别

护理级别分为特级护理、一级护理、二级护理、三级护理。医院信息系统（HIS）床位图上以不同颜色的标识来区别患者的护理级别：特级和一级护理用红色标识，二级护理用蓝色标识，三级护理用无色标识。

（四）护理级别的确定

患者的护理级别由医护人员共同确定。责任护士根据患者的病情和（或）自理能力评估情况，依据专科分级护理标准，首提患者护理级别，再与主管医师沟通确认并开具分级护理医嘱。护士根据医嘱，按不同级别护理要求落实护理措施。患者住院期间医护人员根据患者病情和（或）自理能力变化动态调整护理级别。

（五）分级护理的具体要求

依据中华人民共和国卫生行业标准《护理分级》（WS/T 431—2013），病情依据及护理要求如下。

1. 特级护理

（1）分级依据（符合以下情况之一，可确定为特级护理）：

①维持生命，实施抢救性治疗的重症监护患者。

②病情危重，随时可能发生病情变化需要进行监护、抢救的患者。

③各种复杂或大手术后、严重创伤或大面积烧伤的患者。

（2）护理要求：

①严密观察患者病情变化，监测生命体征。

②根据医嘱，正确实施治疗、给药措施。

③根据医嘱，准确测量出入量。

④根据患者病情，正确实施基础护理和专科护理，如口腔护理、压力性损伤护理、气道护理、管道护理等，并实施安全措施。

⑤保持患者的舒适和功能体位。

⑥实施床边交接班。

2. 一级护理

（1）分级依据（符合以下情况之一，可确定为一级护理）：

①病情趋向稳定的重症患者。

②病情不稳定或随时可能发生病情变化的患者。

③手术后或者治疗期间需要严格卧床的患者。

④自理能力重度依赖的患者。

（2）护理要求：

①每1小时巡视患者，观察患者病情变化。

②根据患者病情，测量生命体征。

③根据医嘱，正确实施治疗、给药措施。

④根据患者病情，正确实施基础护理和专科护理，如口腔护理、压力性损伤护理、气道护理、管道护理等，并实施安全措施。

⑤提供护理相关的健康指导。

3. 二级护理

（1）分级依据（符合以下情况之一，可确定为二级护理）：

①病情趋于稳定或未明确诊断前，仍需观察，且自理能力轻度依赖的患者。

②病情稳定，仍需卧床，且自理能力轻度依赖的患者。

③病情稳定或处于康复期，且自理能力中度依赖的患者。

（2）护理要求：

①每2小时巡视患者，观察患者病情变化。

②根据患者病情，测量生命体征。

③根据医嘱，正确实施治疗、给药措施。

④根据患者病情，正确实施护理措施和安全措施。

⑤提供护理相关的健康指导。

4. 三级护理

（1）分级依据：

病情稳定或处于康复期，且自理能力轻度依赖或无依赖的患者。

（2）护理要求：

①每3小时巡视患者，观察患者病情变化。

②根据患者病情，测量生命体征。

③根据医嘱，正确实施治疗、给药措施。

④提供护理相关的健康指导。

附：自理能力分级

1. 分级依据

采用 Barthel 指数（BI）评定量表对日常生活活动进行评定，根据 BI 指数总分，确定自理能力等级（见表 2-1）。

表 2-1　Barthel 指数（BI）评定量表（单位：分）

序号	项目	完全独立	需部分帮助	需极大帮助	完全依赖
1	进食	10	5	0	—
2	洗澡	5	0	—	—
3	修饰	5	0	—	—
4	穿衣	10	5	0	—
5	控制大便	10	5	0	—
6	控制小便	10	5	0	—
7	如厕	10	5	0	—
8	床椅转移	15	10	5	0
9	平地行走	15	10	5	0
10	上下楼梯	10	5	0	—

2. 分级

对进食、洗澡、修饰、穿衣、控制大便、控制小便、如厕、床椅转移、平地行走、上下楼梯等 10 个项目进行评定，将各项得分相加即为总分。根据总分，将自理能力分为重度依赖、中度依赖、轻度依赖和无需依赖四个等级（见表 2-2）。

表 2-2　自理能力分级

自理能力等级	等级划分标准	需要照护程度
重度依赖	总分≤40 分	全部需要他人照护
中度依赖	40 分＜总分 41 ≤60 分	大部分需他人照护
轻度依赖	60 分＜总分 61 ≤99 分	少部分需他人照护
无需依赖	总分 100 分	无需他人照护

3. 评定细则

（1）进食：用合适的餐具将食物由容器送到口中，包括用筷子、勺子或叉子取食物、对碗或碟的把持、咀嚼、吞咽等过程。

10 分：可独立进食（在合理的时间内独立进食准备好的食物）。5 分：需部分帮助（前述某个步骤需要一定帮助）。0 分：需极大帮助或完全依赖他人，或留置胃管。

（2）洗澡。

5 分：准备好洗澡水后，可自己独立完成洗澡过程。0 分：在洗澡过程中需他人帮助。

（3）修饰：包括洗脸、刷牙、梳头、刮脸等。

5 分：可自己独立完成。0 分：需他人帮助。

（4）穿衣：包括穿或脱衣服、系扣子、拉拉链、穿或脱鞋袜、系鞋带等。

10 分：可独立完成。5 分：需部分帮助（能自己穿或脱，但需他人帮助整理衣物、系扣子、拉拉链、系鞋带等）。0 分：需极大帮助或完全依赖他人。

（5）控制大便。

10 分：可控制大便。5 分：偶尔失控，或需要他人提示。0 分：完全失控。

（6）控制小便。

10 分：可控制小便。5 分：偶尔失控，或需要他人提示。0 分：完全失控，或留置导尿管。

（7）如厕：包括去厕所、解开衣裤、擦净、整理衣裤、冲水等过程。

10 分：可独立完成。5 分：需部分帮助（需他人搀扶、需他人帮忙冲水或整理衣裤等）。0 分：需极大帮助或完全依赖他人。

（8）床椅转移。

15 分：可独立完成。10 分：需部分帮助（需他人搀扶或使用拐杖）。5 分：需极大帮助（较大程度上依赖他人搀扶和帮助）。0 分：完全依赖他人。

（9）平地行走。

15 分：可独立在平地上行走 45 米。10 分：需部分帮助（需他人搀扶或使用拐杖、助行器等辅助用具）。5 分：需极大帮助（行走时较大程度上依赖他人搀扶，或坐在轮椅上自行在平地上移动）。0 分：完全依赖他人。

（10）上下楼梯。

10 分：可独立上下楼梯。5 分：需部分帮助（需扶楼梯、他人搀扶，或使用拐杖等）。0 分：需极大帮助或完全依赖他人。

十七、医嘱执行制度

（1）护士应遵医嘱为患者实施各种治疗和护理。

（2）医师下达医嘱后，护士须认真查看并确认医嘱内容，打印相应治疗单和（或）执行单；执行医嘱须经2人核对，做到及时、准确；对有疑问的医嘱必须与医师确认，无误后方可执行。

（3）严格执行查对制度，执行医嘱必须签全名并注明执行时间。

（4）除紧急抢救或手术过程外，不得执行口头医嘱。如医师下达口头医嘱，执行者需重复1遍，药物经2人核对准确后方可执行，并保留使用过的空安瓿，事后由医护双方进行确认核查，医师补记医嘱后，方可弃去。

（5）每天查对医嘱2次，每周由护士长组织总查对1次，做好查对记录。

（6）凡需下一班执行的医嘱，做好交接班。

十八、患者身份识别制度

1. 住院患者身份识别制度

（1）住院患者办理入院手续时，核对患者就诊卡个人信息与电子病历系统信息是否相符。新生儿无就诊卡，则须核对其母亲的就诊卡信息；无名氏按照无名氏编号进行核对。患者住院期间均须佩戴腕带。

（2）在执行给药、注射、标本采集、输液、输血或血制品、检查、治疗、护理等各项操作及转运前，必须严格执行身份识别。

（3）禁止用床号作为唯一的身份识别依据，必须使用2种或2种以上的身份识别方式：使用PDA扫描患者腕带辨别患者身份；采用反问式核对床头卡（姓名、住院号）和核对腕带（姓名、住院号、性别、年龄）。

（4）对重点患者和无法进行有效沟通的患者，如婴幼儿、手术、精神疾病、意识障碍、语言障碍等患者，由陪同人员陈述患者姓名，同时核查患者腕带信息，准确识别患者身份。

（5）向患者做好宣教，以取得配合。若腕带损坏时，应及时更换。

2. 门、急诊患者身份识别制度

（1）门、急诊患者由患者本人或其家属提供姓名、年龄、性别等患者信息并录入电子病历，确保准确。若患者为昏迷或意识不清的无名氏应佩戴腕带，腕带标记为"无名氏＋性别＋编号"作为临时姓名。

（2）急诊留观、昏迷、危重、抢救患者等均须戴腕带。腕带完好、信息准确、字迹清晰。

（3）为患者执行各项治疗、操作和转运前，均须严格执行查对制度，至少使用2种或2种以上的身份识别方式。

3. 患者转科或转运身份识别制度

（1）患者转科或转运时，核对患者身份和腕带信息，使用PDA扫描患者腕带核查信息并填写转交接记录单。

（2）与接收科室交接时，接收科室护士认真核对患者身份，使用PDA扫描患者腕带核查信息、接收患者并填写转交接记录单，及时更换腕带信息。

十九、腕带使用管理制度

（1）所有住院及急诊抢救、留察患者均需佩戴腕带。

（2）佩戴腕带前须2人准确核对，并告知患者或家属腕带是身份识别的有效工具，不可自行取下。

（3）新生儿佩戴双腕带。

（4）身份不明的患者采用无名氏、性别和编号命名（如无名氏男01）建立患者腕带信息。

（5）损坏、脱落、转科时须及时更换腕带。

（6）采用PDA扫描腕带信息识别技术辨别患者身份时，仍需采用反问式核对床头卡（姓名、住院号）和核对腕带（姓名、住院号、性别、年龄）。

（7）患者出院时，护士须取下腕带。

二十、保护患者隐私制度

（1）执行"一室一医一患"诊查制度，在门诊诊室、治疗室、多人病房设置私密性保护设施，维持就诊秩序，避免旁人围观。

（2）不在住院患者床头卡写入院诊断，对特殊疾病的患者，医护人员床头交接时不应交接医疗诊断，为患者保守秘密。

（3）男女患者不混住同一房间（儿科、重症监护病房等特殊区域除外）。

（4）执行暴露性诊疗护理操作过程前，须向患者解释告知，拉好窗帘/床隔帘，注意遮挡患者。

（5）不在公共场所议论患者病情，不泄露、不宣扬患者个人信息和隐私。

（6）凡涉及参与临床科研的患者信息一律予以保密。

（7）询问患者病情隐私时无外人在场，教学、观摩时须取得患者/家属的同意，不得随意拍照。

（8）严格执行病历的借阅、外调、复印制度，患者所有电子信息资料只允许在医院内部使用。

（9）对异性患者实施隐私处处置时，应有其他医护人员或家属陪同。

（10）申请查看、获取患者病历信息，应按工作流程经过管理部门或院领导审批后根据授权范围调取使用。

（11）外单位如查询患者相关信息，必须由本人或授权委托办理，并进行相关签字确认。

二十一、病房药品管理制度

（1）病房内所有药品，只供住院患者按医嘱使用，其他人员不得私自取用。

（2）根据药品种类及性质，分为口服药、注射药、外用药、精神类药、放射性药，分类定点放置，有明显标识，标签规范、完整、清晰。

（3）专人管理，负责药品质量监控和盘点工作。

（4）定期清点检查药品并记录，防止药品积压、变质。如发现有沉淀、变色、过期、标签模糊时，立即停止使用。对于近效期6个月内的药品按失效月份填入药品管理记录本，在失效前6个月开始监控记录。药品取用执行"先进先出""近效期先出"原则。

（5）药品保存应使用原装瓶或标签清楚的药瓶/药袋，严格按药品储藏要求储存药品，如冷藏药品必须存放在冰箱（温度保持在2～8℃，具体见药物说明书），避光药品应避光保存。

（6）病房抢救药品管理要求。

①急救车内的抢救药品必须定量、定位放置，标签清楚，且应每天检查，保证随时急用。

②抢救药品齐全，满足各科抢救需要，设药品基数卡。

③抢救药品使用后，2小时内补充齐全。如因特殊原因无法补齐时，应在交接登记表上注明，并报告护士长协调解决，以保证抢救患者时用药。

④封存抢救车药品管理：封存前由护士长（或分管护士）和另一名护士按基数卡清点药品，核对无误后用封条封存，双人签名并填写封存时间。护士每班检查1次封条完好情况并做好交班，分管护士每周检查1次，用红笔记录，每月由护士长和分管护士启封检查急救车内药品1次，并做好记录。

⑤未封存抢救车药品管理：每班按基数卡清点药品1次并做好交班，分管护士每周检查1次，护士长每2周检查1次，用红笔记录，账物相符。

（7）特殊及贵重药品每班清点，并做好交接班。

（8）二类精神药品管理要求：建立目录，专人管理，使用智能药柜或专柜加锁保存，做好使用记录，账物相符。

（9）病房毒麻药管理要求：专人管理，专柜加锁，基数保存，每班交接，清点签名。

① 医师下达医嘱经核对无误方可使用，执行完毕保留安瓿。

② 毒麻药使用登记本，内容包括使用者、患者姓名、床号、药名、剂量、使用日期，如打开药物未用完，应注明余药品去向，按照毒麻药使用登记本要求双人及时签字。

（10）建立高危药品目录，高浓度、电解质制剂、化疗药、肌肉松弛剂与细胞毒化等高危药品及易混淆药品须有警示标识，标识醒目。危险药品（易燃、易爆、腐蚀性强的药品）定点放置于阴凉处，远离明火。

（11）过期、待报废药品须填写《报废药品回收单》，由科室负责人签字确认后，交由药学部统一处理。

（12）智能药柜药品管理。

① 实行专人管理，由使用科室授权的本科室医护人员管理，负责领药和保管药品。定期对智能药柜进行卫生检查和清洁，保持智能药柜内外环境的清洁卫生。

② 根据药品使用情况，合理制订药品储备目录及药品基数。以"量多进柜，量少出柜"为原则，根据临床实际情况及时调整智能药柜药品目录，原则上每季度调整1次，分别由使用科室及药学部登记备案。

③ 从智能药柜领用药品时应双人核对；独立值班人员领用药品时，应在取出药品后进行再次核对，确保所取药品与医嘱一致。用后及时关闭药柜。领用药品时应按照"先进先出，近期先出"的原则，优先使用近效期药品。

④ 药学部根据智能药柜系统提示药品的消耗情况主动进行补充。药师对智能药柜补充药品时，需护士与药师进行双人核对并在补药单上分别签字确认。

⑤ 智能药柜管理人员应定期或不定期进行药品效期检查，并对检查情况进行记录，药品检查间隔不超过1个月。智能药柜管理人员对有效期在6个月内的药品应做好登记，并提示全科知晓，先行使用，必要时联系使用科室的对接药师更换远效期的药品。

⑥ 智能药柜内的麻醉、精神药品应存放在配备电子锁的独立抽屉内，设置取药人权限及密码。药师补药或护士取用特殊药品时应双人核对。利用信息系统储存麻醉、精神药品相关使用信息及完成相关账册登记，必要时可调出打印，条目应与专用账册一致。

⑦ 智能药柜的开锁钥匙由护士长保管，且仅在断网、断电等意外因素下进行人工开柜取药使用，意外因素排除后，按规定补办相应手续。

⑧ 每月25日至月末，对智能药柜的药品进行盘点，及时查找库存差异原因并纠正，将盘点结果及差异原因上报药学部，保证智能药柜账物相符。

二十二、医用器材管理制度

（1）各种器材须建立账目，做到账物相符，防止遗失。

（2）一次性耗材不可重复使用，高值耗材及植入性耗材有溯源。

（3）指定专人管理，负责各类器材的领取、使用管理及保养等工作，定期检查和维护，按要求送至设备科校验并记录，保证器材正常使用。

（4）各类仪器设备分类定点放置整齐，标识清晰，有操作流程。

（5）各类仪器设备定期清洁消毒。ICU、急诊室每天1次，病区每周1次。

（6）各种器材的报修、报废按医院有关规定办理。

（7）急救类、生命支持类仪器设备，如除颤仪、呼吸机、洗胃机、简易呼吸囊等应定点放置。科室（病区）每天检查1次，急诊室、ICU每班检查1次，并在急救类、生命支持类记录表中记录，确保处于完好备用状态。其他仪器设备每月检查1次，并在仪器设备账册本中记录。

（8）急救类、生命支持类仪器设备应急调配。如遇批量患者抢救时，急救和生命支持类仪器设备可全院调用。

（9）健全各种仪器设备的操作使用流程、方法、注意事项，并保存成册。

（10）新仪器设备使用前应组织全员培训，培训内容为仪器设备的使用、保管及注意事项，并示范操作，确保人人掌握。

（11）科室（病区）所有器材原则上只供本科室（病区）的住院患者使用，其他人员不得私自取用。借出的器材必须有登记，重要器材须经科室（病区）主任或护士长同意后方可借出。

（12）凡因不负责任或违反操作规程而造成器材损坏、丢失的，按医院有关规定处理。

二十三、护理文书书写制度

（1）规范护理文书书写，准确描述及记录患者住院期间的生命体征、病情变化、护理过程等客观资料，为判断病情、制订治疗护理方案提供依据。

（2）定期修订《护理文书书写作业指导书》。各种护理文书按照《护理文书书写作业指导书》要求书写，遵循客观、真实、准确、及时、完整、规范的原则。

（3）电子护理文书采用电子签名（CA签名），审阅和修改由护士长或质控护士进行。纸质表单使用蓝黑墨水或碳素墨水书写，要求文字工整、字迹清晰，书写错误时按规范要求修改。

（4）记录者为本医疗机构注册具有合法执业资格的当班护士。实习生、试用期护士、未取得护士资格证书或未经注册的护士不得独立签名；进修护士由护理部认定具有本院执业资格后，方可独立签名；实习生、试用期护士、未取得护士资格证书或未经注册护士书写的护理记录，应由带教老师审阅并签名。

（5）患者出院后按要求及时归档。护理文书归档前须由护士长或质控护士审核并签名。

二十四、护士值班和交接班制度

（一）交接班要求

（1）值班护士必须坚守岗位，履行职责，保证各项治疗、护理工作准确及时进行。

（2）病房应建立物品清点交班登记本、毒麻药登记本、急救物品药品检查记录本、病历交接班记录本，做好交接班清点。

（3）每班必须按时交接班。接班者提前10分钟到病房，清点器械物品、毒麻药品、贵重药品、病历等，并做好记录，了解患者动态。

（4）交班者应为接班者做好物品准备，如抢救药品及抢救用物、呼吸机、麻醉机、氧气、吸引器、标本容器、注射器、消毒敷料、常备器械、被服等，以便开展急救工作。

（5）交班者必须在交班前完成班内各项工作，与接班者完成交接后方可离去。

（6）医护共同早交班，交接时间原则上不超过30分钟。

（二）交接班内容

1. 病房患者动态

当日住院患者总数，出入院、转科（院）、手术（分娩）、危重、抢救、死亡人数等，陪护人数。

2. 重点病情

（1）新入院患者的床号、姓名、年龄、诊断、主要病情、症状和体征。

（2）当天手术患者的手术名称、麻醉方式、回病房时间、病情、治疗、护理重点；分娩患者的分娩方式；术前患者的术前准备情况。

（3）危重症患者的生命体征、病情变化，与护理相关的异常指标、特殊用药情况、管路、皮肤状况及护理要点。

（4）死亡患者的抢救经过、死亡时间。

3. 特殊检查、特殊治疗和特殊标本的留送完成情况

根据各科室专科特点和患者病情需要而定。

4. 交班护士与接班护士须当面清点必查药品和物品

必查药品和物品包括如毒麻药、贵重药、急救药和仪器设备等。

（三）交接班注意事项

（1）床边交接：交班、接班护士共同巡视病房，交接每位患者。重点交接危重、抢救、昏迷、大手术、瘫痪及特殊心理状况的患者，了解病情、输液、皮肤、管道、治疗、护理问题及护理措施落实情况。

（2）晨会交班前，护士长应检查重点患者的护理情况，做到心中有数；对护士交接班质量进行点评，提出当日工作重点及注意事项。

二十五、护理查对制度

1. 临床科室查对制度

（1）准确识别患者身份。至少同时使用 2 种标识确认患者身份，如姓名、年龄、住院号等；使用 PDA 扫描腕带、采用反问式核对等 2 种及以上核查方式，确认信息无误。

（2）开具医嘱、处方或进行治疗时，应当查对患者姓名、性别、床号、住院号（门诊号）。

（3）执行医嘱时要进行"三查八对"：查操作前、操作中、操作后，分别对姓名、床号、药名、剂量、浓度、时间、用法和药品有效期。

（4）清点药品时和使用药品前，要检查药品质量、标签、失效期和批号，如不符合要求，不得使用。

（5）给药前，询问患者有无过敏史；需做皮试的药物，皮试阴性后方可使用；使用剧、毒、麻、限药时需双人核对；备药时要查药品的质量、标签、批号、有效期、药瓶有无裂缝、瓶口有无松动以及有无杂质；给予多种药物时，要注意配伍禁忌。

（6）药学部配置的药品送至病房，由护士扫描药品配送登记单/摆药单条码进行药品核对；执行用药医嘱时，扫描患者腕带及药品标签进行患者信息及医嘱核查后方可执行。

（7）定血型、配血和输血，须双人床边同时查对，确认无误后方可执行。

2. 手术室查对制度

（1）接患者时，手术室工作人员与病房护士共同查对患者的科室、床号、姓名、性别、年龄、住院号、诊断、术前用药、手术名称、手术部位（左、右两侧）及手术标识。

（2）患者入室时，护士使用 PDA 扫描患者腕带，并采用反问式询问核对患者身份、手术方式、手术部位、麻醉方式等信息。

（3）麻醉开始前，手术医师、麻醉医师、护士三方按手术安全核查表共同核对患者身份（姓名、性别、年龄、住院号）、手术方式、知情同意情况、手术部位与标识、麻醉安全检查、皮肤完整情况、术野皮肤准备、静脉通道建立情况、患者过敏史、抗菌药物皮试结果、术前备血情况、假体、体内植入物、影像学资料等内容。切皮前，三方再次共同核对以上有关内容无误后方可开始手术。

（4）检查无菌手术包名称、灭菌日期、化学指示胶带及包内无菌指示剂是否符合要求，手术器械是否齐全完好，评价灭菌效果，达到标准后方可使用。

（5）进行体腔或深部组织手术时，按术前、关闭体腔前、关闭体腔后、缝合皮肤后4个时机清点所有敷料和器械数目，防止异物遗留体内。

（6）手术中的各项治疗、护理应严格执行相关的查对制度。

（7）手术取下的标本妥善保管，洗手护士与术者双人核对标本来源、名称、数量，确认无误后方可送检。

（8）患者离开手术室前，由手术医师、麻醉医师、护士三方按手术安全核查表共同核对患者身份（姓名、性别、年龄、住院号）、手术方式、手术用药，并核查输血，清点手术用物，确认手术标本，检查皮肤完整性，确认各种管路及患者去向。

3. 消毒供应中心查对制度

（1）回收器械清点时，查对品名、数量、器械质量、预处理情况。

（2）清洗消毒时，查对器械清洗装载是否正确、选择清洗消毒流程是否符合要求，消毒A0值≥3000；采用化学消毒时，查对消毒液的有效浓度、温度及消毒时间。

（3）准备器械包时，查对器械品名、数量、质量、清洁度。

（4）灭菌前，查对器械敷料包装规格是否符合要求，装放方法是否正确，灭菌器各种仪表、程序控制是否符合标准要求。

（5）灭菌后，查对监测包内化学指示卡是否变色、有无湿包；植入物器械是否每次灭菌时进行生物学监测。

（6）发放无菌物品时，查对名称、灭菌日期、包装完整性、包外化学指示胶带变色情况；发放植入物器械时，查对生物学监测结果合格后方可放行。

（7）随时查对消毒供应中心备用包外指示胶带、包内监测卡、生物指示物、化学消毒剂、灭菌器的气体、清洁剂、润滑剂、包装袋等是否在有效期内及保存条件是否符合要求。

4. 血液净化中心查对制度

（1）进行血液透析时严格执行"三查七对"。

①"三查"。血液透析前查：机号、患者信息（姓名、性别、年龄、住院号）、透析处方。血液透析中查：透析处方设置的准确性、体外循环、仪器运转情况。血液透析后查：是否达到预定目标，结束时有无用药。

②"七对"。核对透析方式、透析时间、超滤量、血流量、透析液（电导率、温度）、抗凝剂（药名、用量、时间）、透析用药。

（2）至少同时使用2种以上方式核对患者身份。采用反问式核对方式，让患者或近亲家属陈述患者姓名，护士确认无误后方可执行。

（3）每班医嘱须双人核对，确认无误后方可执行；执行医嘱须签全名。

（4）给药或治疗时，如患者提出疑问，应及时查对，确认无误后方可执行。

（5）观察用药后反应，根据医嘱做好处理，并在护理记录中记录。

5. 急诊输液室查对制度

（1）接诊护士认真查对电子病历、注射单医嘱是否一致，有无药物配伍禁忌；与患者或陪护人员共同核对患者姓名、药物，核对输液瓶并打印瓶签正确粘贴，告知本次治疗的天数、药物总量。

（2）需做皮试的药物，双人查对无误后方可执行。药物过敏试验结果必须双人核实，并在电子病历、注射单上记录，标识醒目。

（3）摆药及配药护士认真执行查对制度，查对电子病历、注射单医嘱、药名、剂量、药液质量、有无药物配伍禁忌、药物过敏试验结果等信息，使用 PDA 扫描瓶签条形码，确认无误后配置药液。操作后须再次查对，确保药物无浑浊、絮状物、沉淀、结晶等异常现象。

（4）巡视、治疗护士操作前认真执行查对制度。查对电子病历、注射单医嘱、药物与瓶签是否一致、药液质量、药物过敏试验结果等信息；采用 2 种方式（反问式核对及 PDA 扫描腕带）核对患者信息，确认无误后方可执行。

（5）正确规范使用 PDA。对 PDA 提示的异常信息，必须双人再次核对无误后方可执行。

6. 产房查对制度

（1）新生儿娩出后，助产士和产妇共同核对新生儿性别、出生时间、新生儿脚印单的产妇姓名及身份证号无误后，在新生儿脚印单上盖新生儿脚印和产妇拇指印。

（2）在医院信息系统（HIS）新增新生儿信息并打印 2 条腕带，书写鉴别牌，双人核对腕带和鉴别牌信息，经产妇确认无误后将腕带分别系在新生儿手腕和脚腕上，鉴别牌系在新生儿包被外。

（3）将母婴送回病房时，助产士与病房护士做好交接工作，并共同查对母婴信息，确认无误后方可送回。

7. 母婴同室新生儿查对制度

（1）给新生儿用药、注射、处置时，除严格遵守护理操作查对制度外，还必须查对新生鉴别牌和腕带标识上的住院号、姓名，2 处查对无误后方可实施操作。

（2）新生儿沐浴、抚触后回病房时，须核对母亲床头卡、新生儿鉴别牌、腕带标识上的姓名、住院号，和母亲核对无误后母婴同室。

（3）母婴出院时，责任护士与产妇核对新生儿腕带上的信息，确认无误后在病历上签字并盖母亲指印。

二十六、输血安全管理制度

1.定血型

（1）双人核对定血型医嘱。

（2）双人到床边，反问式核对患者姓名、床号、住院号；使用PDA扫描患者腕带，再次核对患者姓名、床号、住院号以及性别、年龄、标本条码、采血项目。采集结束再次使用PDA核对，确认无误后双人签名。

2.配血

（1）双人核对医嘱和输血申请单（姓名、性别、年龄、科室、床号、登记号、住院号、血型、诊断、申请血制品成分及输血量）、标本条码和标本容器。

（2）双人持输血申请单及标本容器到患者床边共同核对，反问式核对患者姓名、床号、住院号、血型；使用PDA扫描腕带，再次核对患者姓名、床号、住院号以及性别、年龄、标本条码、采血项目。采集结束再次使用PDA扫描标本条码，核对信息无误后在PDA及输血申请单上双人签名。

（3）对无需配血者，双人核对医嘱和输血申请单，核对无误后在医院信息系统（HIS）电脑端和输血申请单上双人签名。

3.取血

（1）取血前须核实已执行输血前5项检查医嘱，患者或其授权人已签署好输血同意书，生命体征符合输血要求。

（2）取血应由有执业资质的医务人员执行。取血时，使用PDA先扫描输血记录单上的发血单号，再扫描血袋上献血码、产品码，输血记录单与血袋相匹配则显示患者床号、姓名、年龄、性别、住院号、血型、血制品名称、血量、科室（病区）、血袋编码、采血日期、失效日期、血液外观、血袋完整情况、交叉配血结果。取血与发血双方核对无误后共同签字后取出。

（3）存在漏血、标签破损、血袋有破损、血液中有明显凝块、血浆呈乳糜状或暗灰色、血浆中有明显气泡、血红细胞层呈紫红色或有过期等其他须查证的情况时，均不得取出。

（4）血液自输血科取出后，放置于专门的取血盒内。运输过程中勿剧烈震动，以免红细胞破裂引起溶血。

（5）库存血不得加温，以免血浆蛋白凝固变形。全血、成分血和其他血液制品应从血库取出后30分钟内输注，1个单位全血或成分血应在4小时内输注完毕（输注血小板、新鲜冰冻血浆、冷沉淀应当根据患者病情尽可能快速输注），或按医嘱执行。

4.输血

（1）取回的血应尽快输注，不得自行贮血。输注前将血袋内的成分轻轻混匀，避免剧烈震荡。血液内不得加入其他药物，如需稀释只能用静脉注射用生理盐水。

（2）输血前，双人核对交叉配血报告单及血袋标签上的各项内容，检查血袋有无破损渗漏，血液颜色是否正常及是否在有效期内。使用 PDA 扫描血袋上的献血码、产品码，双人采用问答式核对患者姓名、床号、性别、年龄、住院号、科室（病区）、血型等，确认与配血报告相符后，在输血记录单和输血登记本上签字。

（3）输血时，由 2 名医护人员共同到患者床边反问式核对患者姓名、床号、血型；使用 PDA 扫描患者腕带、献血码、产品码，再次带核对患者姓名、床号、性别、年龄、住院号、科室、血型等，核对无误后用符合标准的输血器输血并双人签名。

（4）输血前后用静脉注射用生理盐水冲洗输血管道。连续输注不同供血者的血液，前一袋血输尽后，用静脉注射用生理盐水冲洗输血器，再接下一袋血继续输注。

（5）输血时应遵循先慢后快的原则，输血前 15 分钟缓慢输入，并严密观察病情变化，若无不良反应，再根据需要调整速度。一般成人 40～60 滴/分，休克等抢救患者可适当加快，儿童、年老、体弱、心肺功能不全的患者速度宜慢。输血前遵医嘱执行输血前用药。

（6）输血中一旦出现异常情况应立即减慢输血速度或停止输血，及时报告医师，更换输液器并用静脉注射用生理盐水维持通道。

（7）若疑为溶血性输血反应或细菌污染性输血反应，应立即停止输血，更换输液器并用静脉注射用生理盐水维持静脉通道，通知临床医师和输血科，进行积极的抢救和治疗，同时进行必要的核对、检查，保留输血器及血袋，封存送检。

（8）输血结束后，检查静脉穿刺部位有无血肿或渗血现象并做相应处理，将血袋送回输血科。

（9）输血记录由 PDA 导入护理记录单，记录输血开始时、输血开始后 15 分钟、输血完成时的生命体征，并记录核对患者姓名、输血开始时间、血型、血液成分、剂量、速度，输血巡视时间、有无不良反应、滴速，输血完成时间、有无不良反应。

（10）若有输血不良反应，应在处理不良反应的同时填写反应卡反馈给输血科，输血科按照《临床输血技术规范》处理。

二十七、消毒隔离制度

（1）医护人员在工作时间内应着装整洁，严格执行无菌技术操作规程及手卫生，遵守消毒灭菌原则。

（2）病区布局合理，分区明确，标识清楚。

（3）无菌物品专柜、分类、定点放置，按灭菌日期或有效期由外向内依次摆放，包装完好，无过期。棉布类材料包装的无菌物品有效期为 7 天，医用无纺布、特卫强包装袋、纸塑包装袋和新型纺织产品包装的无菌物品有效期为 180 天。

（4）无菌物品必须一人一用一灭菌。开启无菌物品后注明开启日期及使用时间，无菌包有效期不超过 4 小时，棉签、棉球、治疗巾有效期不超过 24 小时。

（5）抽出的药液、配置好的静脉输注用无菌液体，放置时间不超过 2 小时；启封抽吸的溶媒有效时间不超过 24 小时。集中配置静脉用药按静脉用药调配中心要求使用。

（6）碘伏、复合碘消毒剂、氯己定类、碘酊、醇类皮肤消毒剂应注明开瓶日期及失效日期，开瓶后有效期遵循厂家使用说明，连续使用最长不应超过 7 天。

（7）一次性使用的无菌医疗器械、器具、物品不得重复使用；重复使用的诊疗器械、器具和物品，使用后应先清洁，再进行消毒或灭菌。

（8）侵入性诊疗用物做到"一人一用一灭菌"。接触完整皮肤、完整黏膜的诊疗器械、器具和物品应进行消毒。

（9）环境表面定期进行清洁及消毒，清洁用具应分区使用，标识清楚，定位放置。

（10）清洁病房或诊疗区域时，应有序进行，由上而下，由里到外，由轻度污染到重度污染。有多名患者共同居住的病房，应遵循清洁单元化操作。

（11）环境表面无明显污染时可采用消毒湿巾进行清洁与消毒；对高频接触、易污染、难清洁与消毒的表面（如键盘等），可采取屏障保护措施，用于屏障保护的覆盖物（如塑料薄膜、铝箔等）实行一用一更换。

（12）被患者体液、血液、排泄物、分泌物等污染的环境表面，应先采用可吸附的材料将其清除，再根据污染的病原体特点选用适宜的消毒剂（可用含有效氯 500 ～ 1000 mg/L 的消佳净消毒液）进行消毒。

（13）医院常用诊疗物品的清洁与消毒符合规范。

（14）诊疗区域设有流动水洗手设施，病房内、病区走廊及治疗车应配备手消毒剂。掌握世界卫生组织（WHO）提出的手卫生指征，严格落实手卫生。

（15）治疗车内的物品放置符合要求。

（16）患者被服及床上用品更换符合要求，遇污染及时更换。禁止在病房、走廊清点更换的衣物。

（17）室内应定时通风换气。床头柜应一桌一抹布，用后均需消毒。患者出院、转科或死亡后应对床单元及其相邻区域进行清洁和终末消毒。

（18）护士在执行标准预防的基础上，采取基于疾病传播途径的隔离措施。

（19）落实多重耐药菌感染管理隔离措施。

（20）医疗废物按《医疗废物管理办法》等国家相关要求分类收集、管理。

二十八、危重症患者抢救护理工作制度

（1）临床抢救工作由科室（病区）主任或正（副）主任医师、护士长负责组织和指挥。

（2）值班护士按照分级护理要求对危重症、病情不稳定患者进行病情观察及巡视，及时发现患者病情变化并报告医师。

（3）遇抢救患者时，护士长应根据抢救需要及时合理安排人力及工作；参加抢救人员分工明确，听从指挥，如遇特殊情况超出本科范围或本科力量不足时，逐级报告协调处理。

（4）抢救时，当班护士应沉着、冷静、分秒必争。医师未到位前，护理人员应根据病情按疾病抢救程序及时给予必要的抢救措施，如吸氧、吸痰、测血压、建立静脉通道、人工呼吸、胸外按压、止血等，并及时向医师汇报。

（5）严格执行交接班制度和查对制度，对病情、抢救经过及各种用药要详细交接，执行口头医嘱时应复述一遍，并与医师核对药物无误后方可执行，防止不良事件发生。

（6）抢救器械和药品由专人保管，使用后及时清理、消毒、补充。

（7）协助医师做好患者家属的安抚工作。

（8）准确、客观记录患者病情、抢救过程、抢救时间及所用的各种抢救药物，补记记录应在抢救结束后6小时内完成。

二十九、护理不良事件管理制度及分级评定标准

1. 护理不良事件的定义

护理不良事件指在护理工作中，出现不在计划中、未预计到或通常不希望发生的事件，包括患者在住院期间发生的一切与治疗、护理目的无关的事件，以及影响医务人员人身安全的因素和事件。

2. 建立护理不良事件管理制度的目的

明确护理不良事件分级管理范畴，实施非惩罚与问责制相结合，更好地做好护理不良事件管理，保障护理安全。

3. 护理不良事件分类

（1）护理不良事件分类。

① 可预防不良事件：护理过程中未被阻止的差错。

② 不可预防不良事件：正确的护理行为造成的不可预防的伤害。

（2）护理不良事件造成的伤害分类。

① 无伤害：事件发生在患者身上，没有造成任何的伤害。

②轻度伤害：给患者造成轻微痛苦，没有延长治疗时间和增加不必要的经济负担。

③中度伤害：给患者造成一定痛苦，延长了治疗时间或（和）增加了不必要的经济负担。

④重度伤害：给患者造成严重伤害，需要提升护理级别和采取紧急抢救措施。

⑤极重度伤害：造成患者死亡或永久残障或永久功能障碍。

（3）护理不良事件的分级。

根据中国医院协会的"医疗安全（不良）事件报告系统"及医院的《医疗安全不良事件管理制度》，将医疗不良事件分为四个级别。

①Ⅰ级事件（警告事件）：非预期死亡，或非疾病自然进展过程的永久性功能丧失。对患者造成极重度伤害的事件评定为Ⅰ级事件。

②Ⅱ级事件（不良后果事件）：在疾病医疗过程中是因诊疗活动而非疾病本身造成的患者机体与功能重度伤害事件。

③Ⅲ级事件（未造成后果的事件）：虽然发生了错误事实，但未给患者机体与功能造成任何损害，或有轻微后果而不需任何处理可完全康复。分为中度伤害事件、轻度伤害事件、无伤害事件。

④Ⅳ级事件（隐患事件）：由于及时发现错误，错误在对患者实施之前被发现并得到纠正，患者最终没有得到错误的医疗护理行为。

4. 护理不良事件上报

（1）上报范围：包括所有的不良事件类别。

（2）上报要求：Ⅰ级、Ⅱ级事件属于强制性报告范畴，一旦发生必须上报；Ⅲ级、Ⅳ级事件的报告以自愿性为原则，具有保密性、非处罚性和非公开性的特点。

（3）上报方式：不良事件发生后，科室（病区）或个人可通过网上匿名、电话、书面等方式报告护理部。

5. 报告时限

（1）Ⅰ级不良事件必须在24小时内完成上报不良事件系统，可在事件发生后立即口头报告再补填。

（2）Ⅱ级、Ⅲ级、Ⅳ级不良事件须在48小时内完成上报不良事件系统。

6. 报告程序

（1）发生Ⅰ、Ⅱ级事件，当事人立即口头向护士长或科室（病区）主任、科护士长、护理部报告，并积极采取补救或抢救措施，以减少或消除不良后果，护理部及时向分管院长报告。

（2）发生Ⅲ级、Ⅳ级事件，当事人当天向护士长报告，护士长在3个工作日内向科护士长汇报，科护士长在2周内，向护理部汇报。

7. 护理不良事件处理

（1）发生护理不良事件后，首先要积极采取补救或抢救措施，最大限度降低对患者的伤害。

（2）如实记录护理不良事件的过程、处理及患者情况，妥善保管造成患者伤害的药品、器具及相关标本以备鉴定。

（3）凡实习、进修人员发生的护理不良事件，均由带教老师承担责任；能单独值班的进修护士发生的护理不良事件，自己承担责任。

（4）不良事件发生后，当事人除口头或电话向护士长汇报外，应在不良事件系统及时填报事实经过、原因及后果。科室（病区）1周内组织讨论、分析、定性和整改，提交科护士长审核，科护士长2周内审核并提交护理部。护理部每月组织护理质量与安全管理委员会进行讨论，将违反核心制度事件的定性和处理意见反馈给科室（病区），科室（病区）1周内再将落实整改措施效果意见返回护理部，其他的事件提交医院质量管理办公室结案。

（5）对典型案例，组织全院护理人员认真学习，吸取经验教训，杜绝同类事件再次发生，并将讨论资料上交护理部。

8. 不良事件奖罚措施

（1）执行医院的《医疗安全不良事件管理制度》的奖罚措施。

① 主动上报不良事件奖励：主动上报Ⅰ级、Ⅱ级事件的每例奖100元，主动上报Ⅲ级、Ⅳ级事件的每例奖50元。

② 瞒报不良事件：瞒报Ⅰ级、Ⅱ级事件的每例扣科室（病区）质控分6分，瞒报Ⅲ级、Ⅳ级事件的每例扣科室（病区）质控分3分。

（2）非惩罚性不良事件：发生Ⅱ级（中度伤害及以下）、Ⅲ级、Ⅳ级事件，未造成经济损失和未造成负面影响。

（3）惩罚性护理不良事件：根据不良事件发生后在患者或医务人员身上所造成的伤害，以及是否造成医疗纠纷或给患者或医院造成不良影响的程度进行处理。

① Ⅰ级事件：对发生Ⅰ级事件的科室，取消该科室当年度所有评优评先资格；按照责任类别扣罚行政主任或护士长事发当月职务津贴；对于当事人，给予扣罚事发当月绩效、暂停手术（或介入）等技术资质3～6个月、停岗学习3～6个月、低聘、暂缓受理职称聘任申请等处罚。如因此发生医疗纠纷，按照《医疗纠纷管理规定》处理。

② Ⅱ级事件：对患者造成重度伤害或影响程度较大的扣科室（病区）质控分4～6分。

③ 违反核心制度的Ⅲ级事件：根据药物的性质及对患者可能造成的伤害程度，由护理质量与安全管理委员会讨论决定扣科室（病区）质控分2～3分。未皮试的抗生素使用、抽错配血或血型鉴定标本或给患者造成中、轻度伤害的扣科室（病区）质控分3分。

④ 违反查对制度，判断无伤害的事件扣科室（病区）质控分2分，药物不良事件评分依据见表2-3、表2-4，评分总分≥11分扣质控分3分，评分总分＜11分扣质控分2分。

⑤ 科室（病区）年内发生3起同类违反核心制度事件加倍处罚（以第3起事件的质控分翻倍）。

⑥ 当事人1年内发生违反核心制度单项扣质控分3分或以上或多项累计扣4分或以上的事件，视性质、情节轻重，按组织人事科的岗位设置考核方案扣科室（病区）质控分2～5分。

⑦职称聘用周期内，有下列行为视情节轻重给予延迟聘用半年或1年。

A.违反核心制度单项扣科室（病区）质控分3分或以上；

B.违反核心制度多项累计扣科室（病区）质控分4分或以上。

⑧当年晋级期内有下列行为视情节轻重给予延迟晋级半年或1年。

A.违反核心制度单项扣科室（病区）质控分3分或以上；

B.违反核心制度多项累计扣科室（病区）质控分4分或以上。

表2-3　药物不良事件评分量表

A		B		C	D	
错误类型	赋予分值	给药途径	赋予分值	药物分类	汇报时限	赋予分值
未遵医嘱给药	4分	静脉	4分	根据药物级别不同进行评分，具体评分见表2-4	按规定时限内报告	0分
		肌内／皮下	3分		≥1天	1分
		口服	2分		≥2天	2分
		其他（经眼、鼻、阴道、直肠等）	1分		≥3天	3分
					≥4天	4分
					以此类推	以此类推

表2-4　药物不良事件按药物分类评分量表

1分	2分	3分	4分	5分
抑酸剂	止吐剂	抗生素	抗血栓药	肝素
止泻剂	抗抑郁药	抗惊厥药	扩张支气管药	血液／血液成分
导泻剂	抗组胺药	抗精神病药	心血管药	化疗药
非静脉性药物	抗炎药	巴比妥类药	抗心律失常药	抗肿瘤药
避孕药	雌激素	利尿剂	抗高血压药	高营养药
化痰药	黄体酮	麻醉拮抗剂	血管收缩药	胰岛素
退热剂	肌松剂	口服降糖药	血管舒张药	
维生素类	镇静剂	类固醇类药	麻醉止痛药	
中药类	催眠药	50%葡萄糖	电解质	
	麻醉剂	抗痨药		
		抗排异药		

三十、护患沟通、告知制度

（1）入院时：全面评估患者生理、心理、安全风险和社会相关因素，根据病情实施入院宣教，如入院须知、环境设施、主管医师、主管护士、作息与探视制度、能提供的便民措施等，并告知患者存在的安全风险、预防措施及疫情防控管理制度，取得患者和家属的理解和配合。

（2）住院期间：①执行各项操作履行告知义务，如操作的项目、目的及需患者配合的要点等，操作失败有致歉，必要时签署医患沟通知情同意书。②根据患者的病情、心理状态、自理能力等情况，告知患者及家属进行活动、康复训练的方法、要点及注意事项。③落实压疮、跌倒、管道滑脱、血栓、营养、误吸、烫伤等风险评估，告知患者评估结果及防范措施。④定期召开工作座谈会，沟通内容可由各专科根据各自特点设置。

（3）出院前：①告知出院办理流程。②告知出院后用药、饮食和康复训练的方法及注意事项，指导患者健康的生活方式。③告知患者复诊时间、方式及地点，了解回访需求、方式、时间等。

三十一、患者跌倒／坠床预防、报告及伤情认定制度

（一）跌倒／坠床预防管理制度

（1）使用我院跌倒／坠床评估表对患者进行风险评估。

（2）对有跌倒／坠床风险的患者，根据病情安排家属陪护，根据风险因子指导患者及家属配合采取预防措施。

（3）床头放置"跌倒／坠床"警示标识。

（4）动态评估风险情况，每班做好交接班，同时强化患者防范跌倒／坠床的意识。

（5）加强巡视，了解患者所需，提供必要的协助，防止跌倒／坠床发生。

（6）注意环境安全管理，保持地面整洁、干燥、无障碍物，床高度适宜（患者坐在床上时双足着地不悬空），光线明亮。

（7）患者一旦发生跌倒／坠床事件，立即按"患者跌倒／坠床的应急预案及处理流程"处理。

（二）跌倒／坠床报告制度

（1）在第一时间报告医师、病区护士长，并如实做好记录。

（2）病区护士长须在24小时内电话上报护理部，一周内组织全科室护理人员进行讨论，分析事件发生的原因，明确责任，提出整改措施，并在填写护理不良事件报告表提交护理部。

（三）伤情认定及处理

1. 伤情认定

（1）一级：不需或只需稍微治疗与观察的伤害程度。如擦伤、挫伤、不需要缝合的皮肤小的撕裂伤等。

（2）二级：需要冰敷、包扎、缝合或夹板固定等医疗处理、护理处置或病情观察的伤害程度。如扭伤、大或深的撕裂伤等。

（3）三级：需要医疗处置及会诊的伤害程度。如骨折、意识丧失、精神或身体状态改变等。此伤害程度会严重影响患者治疗过程及造成住院天数延长。

2. 处理

患者发生跌倒／坠床时，护士立即到患者身边，测量患者的生命体征及检查受伤情况并通知医师，同时加强巡视或通知家属留陪护。根据患者受伤情况，给予不同处理。

（1）一级：可搀扶或用轮椅将患者送回病床，嘱咐其卧床休息，安慰患者，并测量血压、脉搏，根据病情做进一步的检查和治疗。

（2）二级：根据伤情为患者实施冰敷、包扎、缝合或夹板固定等医疗、护理处置，加强病情观察，发现异常及时报告医师并协助处理。

（3）三级：对疑有骨折或肌肉、韧带损伤的患者，根据受伤的部位和伤情采取适当的搬运方法，并协助医师进行医疗处置。对于摔伤头部，出现意识障碍等危及生命的情况时，应立即采取正确的搬运方法将患者转移至病床，严格观察病情变化，注意瞳孔、意识、呼吸、血压等生命体征的变化，遵医嘱迅速采取相应的急救措施。

三十二、预防非计划拔管护理管理制度

（1）非计划拔管是指住院患者有意造成或任何意外所致的拔管，即医护人员非诊疗计划范畴内的拔管。

（2）了解导管留置目的，每天评估导管留置的必要性。

（3）管道标识清晰正确，妥善固定；携带管道下床活动的患者外加二次固定，防止管道过长导致拖、拽而出。

（4）床头放置"防止管道滑脱"警示标识，并告知患者及家属留置导管的目的和重要性，指导防止意外脱出的注意事项。

（5）全面评估患者病情，注意防止意识不清、躁动或插管不适的患者对各类导管的拉、拽，必要时进行保护性约束。

（6）按护理分级巡视，保持管道通畅，观察引流液颜色性质、管道是否妥善固定、各衔接处是否牢固，记录引流量，做好交接班。发现问题报告医师并及时处理。

（7）患者外出做检查或转运时，应随时检查导管是否妥善固定，并告知患者及家属活动时避免牵拉管道的方法，必要时夹闭引流管，妥善放置引流袋和引流瓶。

（8）发生非计划拔管时，立即按"患者发生非计划拔管应急预案及程序"处理、记录，并将发生经过、患者状况及后果逐级上报。

（9）发生非计划拔管时，须上报不良事件系统，科室（病区）及时组织讨论，分析原因并提出整改措施。

三十三、患者导管滑脱预防与报告制度

（1）评估患者有无导管滑脱的风险，有风险者放置警示标识，做好交接班。

（2）定时检查各导管位置、深度，固定方法是否合适、有无松脱。每天评估导管留置的必要性，及时拔管。

（3）各导管标识清楚，妥善固定，导管外接装置长短适宜，转运患者时注意导管的固定与安置。

（4）做好健康教育，向患者及家属说明各导管留置的目的和注意事项，告知导管滑脱的严重后果及预防措施，鼓励患者与家属主动参与导管安全管理。

（5）重点加强意识不清、躁动不安等高危患者的留置导管防护，必要时对患者实施保护性约束。

（6）一旦发生导管滑脱，按发生患者导管滑脱的应急预案及处理程序执行，并按护理不良事件管理制度的报告程序逐层上报，填报不良事件系统。科室（病区）1周内组织讨论和分析，制订改进措施，落实整改。

（7）导管滑脱风险评估及预防流程：留置导管的患者→导管滑脱风险评估→确定风险等级→放置警示标识→采取预防措施→告知患者和家属预防导管滑脱措施→做好交接班。

（8）导管滑脱处理及报告流程：患者导管滑脱后→立即采取相应措施→报告医师，协助处理→严密观察病情，完善记录→按规定上报→讨论分析→制订改进措施→落实整改。

三十四、压力性损伤预防管理制度

（一）风险评估

1.风险人群筛查

对所有患者（包括急诊留察和住院患者）入院后即刻进行风险筛查，以识别存在压力性损伤风险人群。

2.风险因素和风险程度评估

对筛查出的风险人群进行全面的风险评估，根据风险评估工具 Braden 压疮危险因素预测量表（儿童使用 Braden-Q 压疮危险因素预测量表）评分判断风险程度。

（1）成人 Braden 压疮危险因素预测量表评分标准：15～18分为低危；13～14分为中危；≤12分为高危。

（2）儿童 Braden-Q 压疮危险因素预测量表评分标准：16～23分为低危；13～15分为中危；≤12分为高危。

3.定期复评

（1）患者转入、健康状况或治疗方法改变（如手术），导致风险增加或可能增加时，应重新进行评估。

（2）成人或儿童评分≤12分，每天评估记录1次。

（3）成人评分13～14分、儿童评分13～15分，每3天评估记录1次。

（4）成人评分≥15分、儿童评分≥16分，每周评估记录1次。

（二）皮肤和组织评估

1.评估范围

对所有风险患者应进行全面的皮肤和组织评估。

2.评估时机

（1）入院/转入时。

（2）每次风险评估时。

（3）根据风险程度定期进行，至少每班1次。

（4）出院前。

3.评估内容

检查受压部位皮肤有无红斑，鉴别红斑性状（是否压之变白），并评估红斑范围。

（三）预防措施

根据评估结果，制订并实施基于风险因素的预防计划。

(四)压力性损伤的上报与督导

1. 院内新发压力性损伤

（1）24 小时内逐级报告护士长、科护士长和护理部。

（2）填报不良事件系统，科室（病区）1 周内组织讨论和分析，落实整改。

（3）护理部组织讨论分析并定性是否为难免压力性损伤，指导持续质量改进建议。

（4）发生院内压力性损伤漏报者，每例扣科室（病区）质控分 3 分。

（5）做好记录和督导。

① 责任护士每天评估记录 1 次。

② 护士长当天查看和督导，之后每周督查指导 1 次，并填写督导意见。

③ 科护士长 3 天内查看并填写督导意见。

④ 护理部（伤口造口失禁小组成员）1 周内查看并填写督导意见。

2. 院外带入压力性损伤

（1）24 小时内上报护士长、科护士长。

（2）做好记录和督导。

① 责任护士每天评估记录 1 次。

② 护士长每周督查指导 1 次，并填写督导意见。

③ 科护士长 1 周内进行督查指导并填写督导意见。

(五)宣传教育

加强健康教育，患者 / 家属知晓防治护理并配合。

(六)注意事项

压力性损伤防治有难度或治疗效果不佳时，提请伤口造口失禁小组会诊指导或协助处理，必要时组织多学科会诊。

三十五、优质护理管理制度

（1）全面开展优质护理服务，护士知晓医院优质护理服务目标及内涵。

（2）以患者为中心、落实责任制整体护理。依据患者需求制订护理计划，为患者提供连续、全程、专业、人性化的护理服务。

（3）优质护理服务病区有细化、量化并具有专科特色的护理服务措施，重视优质护理的内涵建设。

（4）科学管理、按需设岗，对全院护士实行分层管理，体现能级对应。

（5）建立激励护士的绩效评价制度，充分体现护士工作量、技术难度、患者满意度，体现多劳多得，调动护士工作积极性，提高患者对优质护理满意度。

（6）各病房根据自身实际，改革护士排班方式，实行具有专科特点的弹性排班，满足临床需求。

（7）护理部定期对患者进行满意度调查，改善服务流程，提升患者就医体验满意度。

（8）开展延续护理服务，满足患者多元化服务需求。

（9）加强职能科室协调机制及后勤服务，保证各相关支持措施的落实。

三十六、护理绩效考核管理制度

（1）建立在分管院长领导下的护理部主任—科护士长—护士长三级护理绩效考核管理体系。

（2）各科室成立护理人员绩效考核管理小组。

（3）建立健全护士绩效考核指标体系，突出护理岗位职责、临床工作量、服务质量、医患满意度等指标。

（4）按级设酬，体现护士职称、层级业务能力，并结合护理工作量、质量、医患满意度、护理难度、技术要求、个人发展等要素制订考核方案。

（5）考核结果与护理人员岗位聘用、职称评定、晋升、评优、个人薪酬挂钩，实现同岗同酬、多劳多得、优绩优酬的良性分配机制。

（6）实施管理者绩效考核，将管理能力、专科特色建设等作为护士长绩效考核的基本指标，定期考核。

（7）考核管理方案必须公开、透明，并能从多种途径查询。考核管理方案的设定应充分征求护理人员的意见和建议。

三十七、护理行政查房制度

（1）护理行政查房由护理部主任（或副主任）主持，护理部副主任、科护士长、护理部干事参加。

（2）定期到护理单元检查科护士长、病区护士长岗位职责落实情况，了解临床护理工作，帮助解决疑难护理问题，指导护士长护理管理，提升护理管理水平。每月 1～2 次。

（3）查房重点内容。

①护理工作计划贯彻执行情况。

② 督促依法执业。

③ 病区环境管理。

④ 核心制度的落实情况。

⑤ 护士岗位培训及护理专业能力的培养。

⑥ 护理质量的持续改进。

⑦ 护理教学管理情况。

（4）了解科护士长、护士长管理困难及管理问题并给予指导。

（5）听取护士长、临床护士意见及建议，协助解决存在问题。

（6）反馈查房存在的问题，提出改进意见，完善查房记录。

三十八、患者入院、出院、转科、转院护理管理制度

1. 住院服务中心服务管理制度

（1）医师开具"入院报到证"，患者床位预约信息即同步进入医院信息系统（HIS）进行候床。

（2）患者持医师开具的"入院报到证"完成缴费和检查。

（3）医师在床位预约管理界面分配床位，并根据情况开具预住院医嘱。

（4）患者接到医院的入院电话通知后持"入院报到证"，按照通知的时间至住院服务中心或住院大楼出入院办理处报到并完成缴费，如医师开具有预住院医嘱，缴费后在住院服务中心执行检查。指导患者关注互联网医院并绑定就诊卡，在手机端办理自助入院和缴费。

（5）指导患者至入住病房护士站报到。

2. 入院服务管理制度

（1）患者住院，须在住院服务中心或住院大楼出入院办理入院并完成缴费。

（2）收治病区在患者入院前准备好床单位。

（3）接待患者并做好自我介绍及相关医务人员介绍。

（4）新入院患者由病房护士带到病床前，及时测体温、脉搏、呼吸、血压、体重。对急诊手术或危重症患者，须立即做好手术或抢救的准备工作。

（5）将患者安置好后，医护人员应主动告知患者住院规章、须知等相关制度（病区环境、住院安全、作息时间、膳食制度、便民设施等），主动了解患者的病情和心理状态、生活习惯等。

（6）护送危重症患者入院时应保证患者安全，注意保暖；输液患者或用氧治疗者要防止途中中断。

（7）患者入院后接诊护士应及时通知主治医师检查患者，及时执行医嘱，制订整体护理

计划。

3. 出院服务管理制度

（1）患者出院，须经主治医师同意，由经主治医师出具出院医嘱，方可办出院手续。

（2）患者出院前，由责任护士及主治医师告知出院后注意事项，包括目前的病情，药物的剂量、作用、副作用，饮食，活动，复诊时间，预约等。

（3）患者办理完成医疗费用结算手续并领取出院带药后方能出院。

4. 转科服务管理制度

（1）患者因病情需要转科，须经主治医师同意，主管医师开出患者转科医嘱，方可转科。

（2）责任护士根据医嘱与转入科室联系，完成本病区应实施的诊疗护理措施及护理文件书写，通知患者/家属做好转科准备，并告知相关注意事项。

（3）当班护士根据医嘱整理转科患者的所有信息、资料，在微机上将转出患者的信息转入相关科室并登记，撤销患者在病区的标识。

（4）评估患者转运风险，对有风险患者按转运风险预案处理。

（5）责任护士与转入科室的护士交接病历、药物等，双方在患者床边交接患者的病情及护理情况，填写好转交接单并双人签名方可离开。

（6）转入科室的护士按照入院服务管理制度与流程接诊患者。

5. 转院服务管理制度

（1）在患者病情允许的情况下，由经主治医师提出，科室主任同意后方可转院。

（2）患者转院前须办好费用结算，有关手续与出院相同。

（3）患者转院必须严格掌握指征，转送途中有病情加重风险导致生命危险者，应暂留院处理，待病情稳定后转院。转院途中可能遇到的情况须有预案和具体准备措施。

（4）转院时由主治医师写好详细病历摘要随患者转去，也可按照相关规定予患者复印带走部分病历资料，不得将病历原件带走。

（5）因各种原因主动要求转院的患者，由其本人、家属或单位自行联系解决，按自动出院处理。

三十九、探视陪护管理制度

（1）为提供安静、整洁、舒适的住院环境，保障医疗护理工作有序进行，防止医院感染，尽可能减少探视、陪护。

（2）病区主管医师、护士长根据患者病情及患者需求决定患者是否需要陪护，原则上一患一陪护。

（3）探视及陪护人员须遵守以下规定。

① 重症监护室在规定时间按要求探视，家属可通过视频探视方式在规定时间内进行探视。

② 探视人员应按医院规定时间探视（上午 10：00 ~ 12：00，下午 16：00 ~ 18：00），每次不超过 2 人。非探视时间病区门禁关闭，不允许探视，外来人员不得随意进入病区。学龄前儿童不宜进入病区探视。

③ 陪护人员自觉遵守医院各项规章制度，保持病房的安静和清洁卫生，注意手卫生，防止交叉感染，医疗区域禁止吸烟。

④ 陪护人员不得私自将患者带离医院，不得擅自进行职责之外的护理操作，不可私自邀请院外医师治疗或自行用药。

（4）突发公共卫生事件期间探视陪护管理规定。

① 原则上谢绝探视，特级护理限 1 人探视（仅限于病情沟通）。

② 根据患者病情需要限定陪护人数。

③ 陪护人员原则上须固定，如需更换应按要求进行。

④ 实行门禁管理，无特殊情况，患者与陪护人员不得外出。

⑤ 根据突发公共卫生事件特点进行健康监测。

⑥ 将陪护人员情况纳入交接班内容，班班交接。

⑦ 对患者及陪护人员加强相关健康知识的宣教。

四十、患者健康教育管理制度

（1）各护理单元应根据专科特色及患者需要，开展多形式的健康教育活动，通过健康教育手册、宣传栏、视频、互联网护理平台咨询等形式，向患者及家属进行健康指导。

（2）健康教育应在评估患者及家属需求的基础上，由医务人员、患者及家属共同完成。

（3）住院患者健康教育覆盖率 100%。

（4）健康教育内容。

① 门诊健康教育。

A. 门诊候诊区醒目位置设立健康教育专栏，传播各科常见病和季节性传染病的预防及急救等相关知识。

B. 向患者或家属发放健康教育宣传册。

C. 医务人员在门诊过程中开展健康教育。

② 住院健康教育。

A. 病区设立健康教育专栏，并定期更换宣教内容。

B. 定期举办健康教育讲座。

C. 责任护士按照护理程序评估患者的健康状况，了解其健康需求，在患者入院、住院和出院的全过程进行专科化、个性化的健康教育及评价。

D. 对出院患者进行定期随访，了解患者在院外病情、服药情况、药物副作用情况、社会功能恢复情况、心理认知等方面的内容，并提供各种形式的健康教育。

E. 对出院患者的随访进行记录。病区对随访发现的问题持续跟进。

四十一、临床路径与单病种护理管理制度

（1）各病区按照循证护理和指南原则，制订单病种临床路径标准化护理方案。

（2）护理部组织本院专家对单病种护理路径进行修订，确认为执行培训—试行—修订—再培训—试行—再修订—正式施行。

（3）凡纳入临床路径的单病种，均需执行相应的标准化、程序化护理方案。

（4）责任护士按照临床路径方案实施护理措施，鼓励患者参与，及时分析评价，发现异常，及时与主管医师沟通。

（5）科室每月组织对临床路径进行总结，对实施过程中发现的问题进行分析、讨论，并持续改进，形成工作月报报送护理部。

（6）护理部按临床路径对护理质量控制流程进行质控。

（7）护理部参与医院相关的联席会议，对临床路径中存在的问题和缺陷进行总结分析，提出整改意见。

四十二、患者外出检查管理制度

（1）责任护士查看医嘱，了解患者拟检查项目及有关要求。

（2）核实患者身份，告知患者检查项目、目的及需配合要点，并协助患者做好检查前的相关准备。

（3）外出检查前充分评估患者。对行动不便、体质虚弱者，协助使用辅助运送工具将患者送至检查科室。对于急重症患者，与主管医师进行可行性评估，并向患者家属告知检查的必要性和外出检查潜在的风险，征得患者家属同意后，提前与检查科室沟通，并根据病情准备必要的急救物品，由医护人员陪同护送至检查科室。

（4）护送途中，注意保管好病历资料，随时观察病情，确保转运安全。

（5）转运和检查过程如患者突发意外状况，按"患者转运途中突发病情变化时的应急处理流程"处理。（详见第三部分第三章中"二、患者转运途中突发病情变化时的应急处理流程"）

（6）检查结束，及时将患者护送回病房，责任护士及时评估患者情况，如有异常，及时处理，必要时通知医师查看处理。

四十三、出院患者随访管理制度

（1）诊疗组长、护理组长为患者随访责任人，患者入院后应告知患者联系方式，便于及时沟通。科室（病区）主任、护士长应负领导责任，定期监督。

（2）科室（病区）应建立患者信息档案，内容包括姓名、性别、年龄、病历号、住址、联系电话、经管医师、住院治疗结果、出院诊断和随访情况等内容。

（3）随访形式包括电话随访、微信随访、网络咨询、家访、书信联系、门诊随诊等，具体根据患者情况而定。

（4）随访的内容包括了解患者住院期间对医疗服务的满意度，出院后的治疗效果、病情变化和恢复情况，给予患者用药、康复锻炼、回院复诊、病情变化后的处置等专业性技术性指导。

（5）随访时间应根据患者病情和治疗需要而定，治疗用药副作用较大、病情复杂和危重的患者出院后应随时（3天内）随访，一般需长期治疗的慢性患者或疾病恢复慢的患者出院2周内应随访1次。日间手术患者第一次随访时间为出院后24小时内，随后1周内再随访1次。

（6）医护人员在随访过程中遇到患者提出的询问、出院后治疗效果明显不理想，或患者有较大意见的，若不能当即回复，应及时逐条整理，并报告科室（病区）主任、护士长及相关部门，进行逐条核实，在3天内给予回复。

（7）相关职能科室、科室（病区）主任及护士长应定期、不定期督查随访预约制度落实情况，对随访存在的问题归纳总结，次月初科内反馈，便于持续质量改进。

四十四、防范住院患者走失管理制度

（1）患者入院时，责任护士对精神、行为异常或可疑的患者进行评估，内容包括年龄、疾病、自我管理能力、精神状态、药物使用情况、既往有无走失先例等。走失高危人群一般为有定向力障碍和认知功能减退的患者。

（2）对存在走失高危风险的患者，须报告医师，落实医患沟通签字，并告知家属患者存在走失风险，交代家属24小时贴身陪护，密切注意。

（3）加强对走失高危人群的管理。在床头放置防走失警示标识，为患者佩戴腕带，写上住院科室及联系电话，让患者穿病号服。对有意识障碍或定向力障碍的患者，外出检查或治疗时应安排人员陪同。

（4）持续动态评估患者的意识、精神状态，监测患者有无走失的迹象，加强巡视与报告。各班护士按一级护理要求巡视病房，发现患者不在病房时，及时追踪去向，必要时按规定逐级上报，并做好交接班。

（5）发现患者无正当理由失去联系超过 2 小时，确定为患者走失。发现者立即向主管医师、护士长和科室（病区）主任报告。报告内容包括：① 患者床号、姓名；② 诊断、目前简要病情；③ 寻找的区域；④ 寻找过的联系人。

（6）确认走失后，护士长应向科护士长、护理部及保卫科报告，节假日时间应向行政总值班报告。报告内容包括：① 病区；② 患者床号、姓名；③ 医疗诊断、简要病史及特殊关注点；④ 寻找患者去向所做的努力及采取的措施；⑤ 最后一次发现患者的时间与地点；⑥ 患者的家庭住址及联系电话；⑦ 任何有关患者去向的线索；⑧ 患者的外貌特征。

（7）科室组织与患者家属共同寻找患者，派人到保卫科监控室查看监控，必要时向公安有关部门报告、备案。如走失 24 小时后寻找无果，应启动公安部门寻找等相关应急预案。

（8）若找回患者，由主管医师、科室（病区）主任及护士长按医院有关规定进行处理。

（9）确定患者走失后，应与家属、保安或公安部门共同清理患者用物，做好记录，上报不良事件系统，并对事件进行分析、讨论。

四十五、护士长夜查房制度

（1）为加强夜班护理质量管理，护理部实施护士长夜查房制度，由护士长以上管理人员担任。

（2）夜查房不分节假日，由护理部统一安排。

（3）参与夜查房人员应按规定着装，佩戴胸卡。遇有特殊情况需要调班时，应到护理部备案。

（4）夜查房护士长职责。

① 检查夜班护士仪容仪表，在岗情况、岗位状态等。

② 检查一级护理、病危、病重、当日手术以及有病情变化的抢救患者的病情观察、治疗处理、护理措施的落实情况，遇有危重症患者抢救及术后患者护理困难时，应及时给予业务上的指导与必要的协调。

③ 检查夜班交接班的形式与内容、危重症患者床边交接班情况及夜班护理措施的落实情况。

④ 检查各项规章制度及操作规范的执行情况。

⑤ 督查病区环境及安全管理、患者及陪护管理、麻醉药和抢救器械使用等。

⑥ 掌握护理质量标准及病区管理要求，查房认真、细致，实事求是，客观真实反映夜间各病区工作状况，对违反操作规程和劳动纪律者，应当面指出并予以改正，并记录时间、事由。特殊情况电话汇报护理部分管主任。

⑦ 认真填写夜班护士工作质量考核表，记录病区的好人好事和违纪的人和事；协助解决问题，记录存在的主要问题及需要护理部协调解决的事项与建议，并及时将夜班护士工作质量考核表交护理部质控管理委员会。

四十六、晨会制度

（1）晨会由科室（病区）主任或护士长主持，当班成员准时参加。

（2）晨会听取夜班护士报告病房动态及患者病情，重点汇报危重症患者、手术患者的情况。交班应简明扼要，正确运用医学术语，体现患者动态变化。

（3）主管医师重点介绍新入院患者、危重症患者、手术患者的情况以及诊疗注意事项。护士长布置当日工作重点，不定期就交班内容进行提问。

（4）传达各项会议主要内容。

（5）晨会时间控制在 30 分钟内。病房晨会交班要求如下。

① 晨会交班时间要求：按规定时间准时交接班，一般不超过 20 分钟，如有会议传达及小讲课，总体以不超过 30 分钟为宜。原则上，病情交班 15 分钟左右，传达会议及提问 15 分钟左右。

② 晨会交班要求：晨会交班应保证质量，简明扼要，不繁冗，在不影响患者治疗护理的前提下进行。

③ 交班内容：夜班护士在交班前应准备充分，交班前 15 分钟再次进入病房了解危重症患者病情，交班时重点汇报危重症患者动态变化；交代病情应突出重点、清楚准确，正确运用医学术语，体现患者动态变化。

四十七、护理查房制度

（1）护理部定期组织的护理查房，由护理部工作人员、相应大科的科护士长、科室（病区）护士长和查房病区护士参加。

（2）科护士长定期组织的护理查房，由大科各科室（病区）护士长及查房病区护士参加。

（3）护士长定期组织的护理查房，由本科室（病区）护士参加。

（4）科护士长及护士长参加本科室（病区）主任查房，了解护理工作存在问题，制订并督促实施整改措施。

（5）查房前，相关科室（病区）护士长或护士要做好充分准备工作。如查疑难病例，应了解患者一般情况，包括主要病史，诊断，目前患者身体、心理及社会状况，异常辅助检查结果，目前主要护理问题，并发症的预防，健康教育内容等，责任护士报告上述情况并提出需要解决的问题，护士长组织参会人员充分讨论，根据病情分析，做出肯定性指示。

（6）护理查房内容。

① 护理部查房。

A. 岗位责任制及有关制度的落实情况。

B. 检查护理工作中的薄弱环节，提出改进意见或解决办法。

C. 护理新技术的开展情况。

D. 护士长的管理工作。

② 科护士长查房。

A. 岗位责任制及有关制度的落实情况。

B. 检查护理工作中的薄弱环节，提出改进意见或解决办法。

C. 护理新技术的开展情况。

D. 护士长的管理工作。

③ 护士长查房。

A. 了解护理措施的落实，针对护士提出需要解决的问题，根据病情，指导护理人员解决护理疑难问题。

B. 护士基础理论知识和专科护理知识的掌握。

C. 护理新技术的开展情况。

D. 护理质量及专科护理，针对问题提出改进措施或解决办法。

四十八、三级护理业务查房标准

根据医院三级查房制度，结合护理实际情况制定本制度，形成以护师/护士—主管护师—护士长的三级查房质量保证体系。

1. 查房对象

新入院、危重、手术、特殊检查治疗、存在疑难护理问题或风险隐患等特殊情况的患者。

2. 查房内容

（1）了解患者病情、主要治疗、护理措施、护理效果，改进不恰当或效果不明显的护理措施。

（2）对存在的疑难护理问题提出解决方法。

（3）对经风险评估后的高危患者落实安全防范措施。

（4）组织疑难护理病例讨论。

（5）评价护理质量并持续改进。

3. 查房方法

（1）一级查房：每天至少 2 次，查房人员为护师 / 护士。

① 查房时了解所管患者的病情、治疗及检查情况，实施风险评估，保证患者的治疗、护理及时到位。

② 对危重症患者及时报告上级护士予以指导。

（2）二级查房：每天 1 次，主管护师带领责任护士（护师 / 护士）执行。

① 评估患者，查看病历，听下级护士汇报患者的护理问题、护理措施和实施效果，有针对性地指导下级护士解决疑难问题。

② 检查下级护士护理措施是否及时正确，指导持续改进。

（3）三级查房：每周 2 ～ 3 次，护士长带领当班护士，根据患者病情，结合本周工作重点和要解决的突出问题组织查房。

① 责任护士（护师 / 护士）汇报分管患者的情况、护理措施及效果。

② 主管护师根据患者病情及护理问题提出建议，指导下级护士解决疑难问题。

③ 护士长针对患者病情、治疗护理措施落实情况给予专业指导；了解患者对护士工作满意度，检查核心制度落实，并对护理质量进行点评。

④ 遇到疑难病例或特殊情况随时指导。

四十九、护理病例讨论制度

1. 护理病例讨论范围

疑难、重大抢救、特殊、罕见、死亡等病例。在护理工作中，及时进行讨论、会诊，集思广益，提高护理质量。

2. 护理病例讨论频次

科室（病区）每月组织 1 次，根据情况可适当增加病例讨论次数。形式采用科室（病区）内或和几个相关科室联合举行。

3. 护理病例讨论要求

（1）讨论前明确目的，责任护士准备患者及相关资料，通知相关人员参加，做好发言准备。

（2）讨论由护士长主持，责任护士汇报患者的病史、病情，存在的护理问题、护理措施及效果，提出需要解决问题。

（3）主管护师及与会的其他护理人员，根据患者的病情，并结合患者的护理情况，提出个人对护理患者的意见和建议并进行讨论，讨论结束后由主持人进行总结。

4. 护理病例讨论重点

结合患者情况，根据面临的疑难、特殊问题及时分析、讨论，参考指南标准提出最佳护理方案，及时解决问题，提高护理技术水平。

5. 护理病例讨论申请

如需护理部或大科组织开展的护理多学科诊疗（MDT）讨论，由临床病区选择符合讨论的病例，提前3天在OA系统上向护理部或科护士长申请。

6. 护理病例讨论会议记录

讨论情况经整理后，及时做好记录，并妥善保存。

五十、护理会诊制度

（1）凡在护理业务、技术及其他方面遇有疑难问题，本科室（病区）难以解决时，可申请护理会诊。

（2）明确会诊目的。会诊前申请科室（病区）应做好各种资料准备，会诊时报告病情及有关内容，做好会诊记录；会诊后认真组织实施会诊意见，并注意观察效果。

（3）病区内会诊：由责任护士提出申请，病区护士长召集有关人员参加。

（4）院内科间会诊：由申请会诊科室（病区）的责任护士在医院信息系统（HIS）上填写护理会诊单，注明患者一般资料、请求护理会诊的理由等，发送至被邀请科室。

（5）院外会诊：由护士长提出申请，填写会诊单，护理部同意后送被邀医院。护理部指派专人负责会诊的组织协调工作，确定会诊时间，通知申请科室（病区）并负责组织有关护理人员进行护理会诊。

（6）紧急会诊：被邀请的人员必须随请随到，双方及时做好记录。

（7）会诊地点常规设在申请科室（病区），被邀请科室（病区）接到通知后2天内完成（急会诊者应及时完成），护理会诊的意见由会诊人员写在护理会诊单上。

（8）护理会诊资质要求：由高年资护士、专科护士或以上资格者承担。

五十一、护理多学科诊疗管理制度

（1）组建由护理部主导，相关专科医师、专科护士和病区护士共同组成多学科协助模式的治疗护理团队。

（2）团队成员要求有主管护师及以上职称或获得省级及以上专科护士资质，具备较强的专科理论知识及技能水平、沟通协调能力、团结协作能力、责任心。

（3）护理多学科诊疗（MDT）围绕存在需要多学科、多系统解决的疑难复杂、危重病症护理问题的患者开展。

（4）多学科护理团队相互协作，建立以整体服务为基础、专科处理为核心的治疗护理，能针对专科问题进行分析，共同解决临床护理疑难问题，严格执行相关措施，完成学科间沟通、持续追踪及监测，有效解决问题，提高医、护、患三方对诊治与护理的满意度。

（5）召集护理 MDT 的科室指定专人负责护理 MDT 团队日常事务的记录、协调和沟通。

（6）召集科室（病区）护理人员，先科内进行病例讨论，确定需解决的护理疑难问题；责任护士或护士长向护理部提出申请，联系专家组成员并确定护理 MDT 时间，同时准备好患者资料，通知相关科室（病区）提前做好准备。

（7）受邀护理 MDT 成员须按时到达会诊地点，认真负责地完成护理 MDT 工作；召集科室（病区）应做好讨论记录，传达和补充患者信息，严格执行讨论结果，做好对患者的及时监测、定期随访与反馈治疗效果。

（8）将护理 MDT 意见以及执行情况记录在护理记录中。

（9）定期做好护理 MDT 评价分析工作。

五十二、节假日护理安全管理制度

（1）总则：护士长在科护士长的直接领导下，负责本科室（病区）护理安全管理工作，按《节假日前护理安全检查评分标准》自查，于节假日前 1 周完成，并向科护士长汇报；科护士长直接对护理部负责，监督、指导分管科室（病区）的护理安全管理工作，按《节假日前护理安全检查评分标准》对分管科室（病区）督查 1 次，于节假日前 1 周内完成，并向护理部汇报。

（2）护士长岗位管理：节假日期间，护士长至少应进行 1 次科室（病区）安全巡查。如有离开南宁市的情况，须提前报告科室（病区）主任、科护士长，同时在 OA 系统填报护士长请假 / 外出登记审批单，逐级审批、护理部备案，并指定代理人员临时履行护士长职责。

（3）护士长排班合理，各班次护理人员应有高年资护士搭配。值班护士坚守工作岗位，加强防火、防盗的管理，发现可疑人和事要及时报告并采取措施。

（4）检查用水、用电、门窗、病房各设施安全，损坏时要及时报修，消防通道畅通。

（5）急救药品物品管理。

①抢救车必备药品、器材齐全，器材性能良好，处于应急备用状态。

②氧气、吸引器装置完好，处于备用状态。

（6）剧毒、限制药品实行专人、专用本登记、专柜加锁保管，每班进行交接班清点并记录签名。

（7）病历车上锁，病历齐全，每班进行交接班并有清点记录及签名。

（8）节假日前召开工休座谈会1次并记录，告知患者及家属有关安全事项。

（9）节假日期间临时关闭的科室（病区）及诊室，由科室（病区）主任报告院长或医务部，经同意并备案后，护士长必须报告护理部。关闭前切断电源、水源，贵重仪器加锁，关好门窗。安排值班人员，每天巡查科室（病区）或诊室并做好记录和交接班。

五十三、护士职业安全防护管理制度

（1）护理部定期组织护士职业安全教育培训，增强护士自我防护意识。

（2）护士长负责护士职业安全监控工作，在医院现有条件下为护士提供防护设备。

（3）护士在护理工作过程中，严格执行标准防护措施，遵守护理技术操作规程及护理职业防护管理细则。

（4）建立护士职业伤害报告处理程序，发生职业伤害或职业暴露后立即按相应规定应急处理，并及时按医院报告程序进行上报。

（5）护士职业伤害或职业暴露后有义务接受医院有关部门追踪，医院有关部门对当事人做好保密工作。

（6）护理职业安全防护管理细则。

①严格按照化疗药物使用说明配制药物，配药时戴手套。

②严格执行接触放射线安全防护措施和操作规程。

③操作前后按"六步洗手法"认真洗手。

④有可能接触到患者血液、体液、器官、黏膜或破损皮肤的操作时应戴手套；当在操作过程中有可能被患者血液或体液溅到眼睛、鼻腔、口腔、皮肤时，应采用相应的保护用具（戴护目镜、面罩、围裙等），防止污染。

⑤一对手套只能用于一位患者或一项操作，操作完毕立即脱掉手套并洗手。

⑥一旦被患者的血液、体液污染，应立即彻底清洗消毒。

⑦使用针具进行操作时，戴手套，用过的针具立即扔到规定的利器盒内，用过的针具、刀片或其他尖锐器械置于不易被刺破的专用利器盒内。

⑧操作后及时处理污染场地，勿留给他人处理，禁止用污染的手接触仪器开关及清洁区域清洁物品。

⑨受到（甲类传染病中的非典型肺炎，乙类传染病中的艾滋病、乙肝、丙肝）患者血液和体液溅到、用过的尖锐器械伤害后，立即采取相应的处理措施。

A.肥皂水和清水冲洗被刺或被损害的伤口。

B.清水冲洗被血液溅到的口腔、鼻腔和皮肤。

C.清水、生理盐水或者其他特定消毒冲洗液冲洗被血液溅到的眼睛。

⑩报告程序：受到乙类传染病中的艾滋病、乙肝、丙肝患者用过的尖锐器械损伤或带伤接触艾滋病患者的血液后，应按医院报告程序进行上报。

⑪用过的污染物品或被传染病病原体污染的物品，严格按照医院医疗废弃物管理的有关规定处理。

⑫其他处理程序按医院有关规定处理。

五十四、治疗室护理工作制度

（1）治疗室是病区药品及医疗用品存放和治疗前准备的场所，非本病区工作人员不得入内。

（2）进入治疗室的工作人员须穿工作服，严格执行无菌操作原则，严格执行查对制度。

（3）治疗室分区合理，物品分类定点放置、摆放有序、标识清楚、用后归位。

（4）保持室内环境整洁，地面、台面清洁，柜子不积灰。地面、台面每天清洁消毒2次，每周全面清洁1次。

（5）无菌物品放置符合要求，按有效期先后顺序使用，包装无破损、无过期。

（6）各种内服、外用、注射药品、高危药品分类定点放置，标识清楚，药品在有效期内；毒、麻、限制及贵重药应当加锁保管，严格交接班。

（7）医疗垃圾分类清楚，放置、处理符合要求。

五十五、换药室护理工作制度

（1）换药室是供病区工作人员为患者实施诊查、换药、拔除各引流管、术前处置等使用，非本病区工作人员不得入内。

（2）进入换药室实施操作的工作人员着装符合要求，严格执行无菌操作原则和消毒隔离制度。

（3）换药室分区合理，物品分类定点放置、摆放有序、标识清楚、用后归位。换药用的无菌物品放置符合要求，按有效期先后顺序使用，包装无破损、无过期。

（4）保持室内环境整洁。诊查床被服清洁，每天更换1次，污染随时更换；地面、台面清洁，柜子不积灰，地面、台面每天清洁消毒2次，每周全面清洁1次。

（5）换药时，先处理清洁伤口，后处理感染伤口；换下的污染敷料、拔除的各引流管放入黄色医疗废物专用包装袋内，按感染性废物处理。

五十六、门诊护理工作制度

（1）门诊护理人员着装整洁，保持良好岗位状态，各岗位人员不脱岗。

（2）提前做好开诊前的各项准备，保证各诊室诊疗物品齐全。

（3）加强区域管理，保持门诊候诊区域、诊室的整洁、安静、舒适、安全、美观，就诊环境无安全隐患。

（4）准确预检分诊，在突发公共卫生事件期间严格落实患者与陪护的流行病学筛查及各项疫情防控措施。

（5）维持门诊就诊秩序，做好患者就诊管理，严格执行"一室一医一患"诊室管理制度。

（6）对传染性疾病的患者安排到感染性疾病科门诊就诊，以防交叉感染；对老弱病残及行动不便的患者优先照顾就诊；对危重及病情突变的患者配合医师采取积极有效的抢救措施。

（7）推行分时段预约诊疗，引导患者有序就诊，减少院内等候时间，减少人员聚集。

（8）指导患者及家属使用互联网医院各项服务措施，为患者及家属提供护理咨询和进行健康教育、复诊指导，提供必要的便民服务。

（9）熟悉门诊各应急预案，按标准配备抢救设备和药品，及时、妥善处理门诊突发事件。

（10）按要求处理危急值。

（11）做好耗材管理。

（12）负责门诊诊治工作有关资料信息的收集、汇总和整理，做好工作量统计。

（13）按照医院感染管理要求做好医院感染的预防与控制工作，防交叉感染。做好诊室、桌椅、诊查床等物体表面的清洁工作，遇血液、体液污染时，使用消毒液擦拭，诊查床被服每天更换1次，污染随时更换；督促保洁人员做好分管区域的保洁工作。

（14）各专科医疗器械及各种医疗用品定期保养、维修和补充，保障医疗护理工作顺利进行。

（15）下班前整理好各区域、诊室内物品，关好水、电、门窗，防止意外发生。

五十七、门诊诊室"一室一医一患"管理制度

（1）在诊疗过程中，做到"一室一医一患"，不得有2个或以上的患者在同一诊室内进行诊疗。

（2）对患者进行检查或治疗时，注意保护个人隐私，使用窗帘或隔帘遮挡患者。在为异性患者进行诊疗、护理过程中，须有2人以上在场。

（3）主动、热情、耐心地解答患者提出的疑问，并做好"一室一医一患"的宣传工作，让患者理解医院的诊疗服务要求。

（4）诊室门口悬挂保护患者隐私内容的温馨提示牌，提示患者配合。

（5）每天巡查"一室一医一患"落实情况，及时发现问题，进行原因分析，提出整改措施。

五十八、门诊抽血室护理工作制度

（1）上岗前着装整洁，仪表、语言、行为符合护士规范要求。

（2）按照疫情防控的工作要求，落实好各项疫情防控措施。

（3）做好患者评估工作，有晕针史、晕血史、体弱、病重等特殊患者建议取平卧位抽血，严防患者跌倒。

（4）严格执行查对制度，抽血前查对患者姓名、性别、年龄、检查项目。

（5）定血型、配血时采用工作人员双人及患方三核对签名及反问式核对方式进行核对。

（6）启用智能采血系统，保证血标本分析前的质量安全。

（7）做到"四不抽""一不收"，即无医嘱的检验项目不抽，检验医嘱与被抽血者不符不抽，未收费的检验项目不抽，检验项目不明确不抽，外来标本原则上不收送（特殊情况除外）。

（8）护士抽血前戴手套，严格遵守抽血操作规程，做到"一人一针一管一带一巾一洗手"，或更换手套，防止交叉感染。

（9）掌握抽血标本要求及注意事项，评估患者，为特殊患者提供方便。

（10）严格执行医疗废物分类放置及处理相关要求，严防医疗废物外流，医疗废物当天处理。

（11）抽血台、标本分检桌每天用0.2%消佳净擦拭2次。

（12）物品分类放置，保持有序整洁，每周检查1次无菌物品，确保无过期。

（13）每周维护智能采血系统，每月检查急救物品，保持功能完好。

（14）下班前关闭各种电源，严防火灾。

五十九、门诊手术室工作制度

（1）门诊手术室工作人员负责安排门诊手术患者的预约。

（2）进入门诊手术室工作者及参观人员，必须更换手术室专用的衣服、鞋帽和口罩等。

（3）必须严格遵守医院相关规章制度和无菌技术操作规程。

（4）手术室内严禁吸烟，大声喧哗。

（5）各手术间整洁，物品放置有序，定位，标识明显。每天检查1次各手术间内的物品，确保其在有效期限内。

（6）对患者要热情、体贴、关心，认真做好患者的术前准备，耐心给予患者及其家属相关的健康教育，尊重患者，保护患者隐私。

（7）术前必须签署手术同意书，由门诊手术室统一管理不少于15年。

（8）严格执行查对制度，术前"三方核查"（医师、护士、患方），严格核对患者姓名、性别、年龄、诊断、手术名称、手术部位、麻醉方式等情况，无误后方可手术。

（9）清洁手术与污染手术分开进行，先做清洁手术，再做污染手术。

（10）认真准备手术用物，核查好药品、手术器械等物品的有效期，并确认是否完好；特殊器械需与手术医师共同核对，无误后才能使用。

（11）加强术中巡回配合，确保患者安全，手术顺利进行。

（12）严密观察术后患者，如有特殊情况，立即启动相关应急预案，及时处理。

（13）手术取下的标本，及时准确浸泡、登记，经主刀、巡回护士及患者或者患者家属三方核对无误后方能送检。

（14）手术结束后及时清洗手术器械，整理、清洁消毒手术室。严重污染者使用的器械一律单独清洗、包装并做好标识送供应室消毒处理。

（15）垃圾分类放置，污被、污物入袋放置，不落地，特殊感染的需做特殊处理。

六十、发热门诊管理制度

（1）按照国家的疫情防控管理要求和指南及医院、科室的管理要求开展工作，规范传染病的监测、报告和管理。

（2）严格执行"三区两通道"，对发热患者实行闭环管理。

（3）根据中华人民共和国国家卫生健康委员会相关疫情防控要求及国内外最新疫情动态，不断完善发热门诊就诊流程、工作流程及岗位职责。

（4）医务人员开展诊疗工作时执行标准防护，进出发热门诊应严格按照要求穿脱防护用品。

（5）所有医务人员应掌握新型冠状病毒肺炎（COVID-19）、甲流、乙流等传染病的流行病学特点与临床特征，按照诊疗规范对患者进行筛查，核实疫苗接种情况和询问流行病学史，确保疫情早发现、早报告、早隔离、早治疗。

（6）患者需全程佩戴医用外科口罩或医用防护口罩在指定区域候诊，与其他患者保持1米距离，谢绝陪诊（老人、行动不便者及儿童允许1名家属陪诊）。

（7）按照《医疗机构传染病预检分诊管理办法》，有效落实医护一体化预检分诊。预检分诊医师对患者进行病情评估、流行病学调查等；巡诊护士协助预检分诊医师完成接诊，正确引导患者有序诊疗，严格执行"一医一患一诊室"制度。对可能罹患传染病的患者，应当立即转移至特殊发热诊室就诊。

（8）发热门诊患者医疗和护理记录执行电子记录，诊室接诊医师准确、详细记录接触史、症状、体征等，做到重要信息无漏项，可追溯，严格执行相关诊疗流程。对可疑或确诊的传染病患者，在第一时间内进行隔离观察、治疗（一人一室），并立即向医务部、预防保健科和疾控中心报告。严格信息安全，保护患者隐私。

（9）发热门诊护士负责完成发热患者所有治疗护理工作，做好发热患者闭环管理过程中的心理护理、健康宣教与人文关怀，密切监测病情变化，发现病情变化，立即通知医师，协助救治。

（10）严格按照《医疗废物管理条例》《医院感染管理办法》《医疗机构感染预防与控制基本制度》《医疗机构消毒技术规范》《医院隔离技术规范》等相关要求，做好发热门诊的消毒、隔离，加强医疗废物管理，严防机构内的感染传播扩散。

（11）按指定路线进行标本运送及患者转运，指定路线应符合室外距离最短、接触人员最少的原则。

（12）制订培训计划。定期开展（疫情防控）知识及技能培训、考核；制订工作流程、应急预案等，定期开展医护一体化应急演练。

六十一、急诊科护理工作制度

（1）急诊科承担急救中心转送和自行来诊的急危重症患者的抢救和护理工作。

（2）坚守岗位，医护密切配合，严格执行急诊抢救制度和急危重症患者的抢救流程，保持绿色通道通畅。

（3）承担院前急救任务，严格执行院前急救流程及应急预案。如遇特殊情况，及时汇报科主任、护士长及"120"指挥中心，反馈现场情况，请求协调完成出诊任务。

（4）严格按照《急诊预检分诊分级标准》对急危重症患者进行分级分区诊疗。引导患者有序诊疗，严格执行"一医一患一诊室"制度。对可能危及生命安全的患者应立即实施抢救护理。

（5）各岗位护士须提前10分钟到岗，做好各项检查前准备工作。掌握急诊常见的抢救技能、抢救仪器使用方法。

（6）抢救药品、仪器设备等分类、定位放置，专人保管。定期检查检修仪器设备，保证设备完好率达100%。毒麻药品和精神药品等特殊药品，严格按照国家规定管理。

（7）医嘱执行和护理记录电子化管理。严格执行查对制度。应用PDA进行输液核查，确保患者身份及用药的安全。对有疑问的医嘱应及时与医师核对方可执行。

（8）遇到重大抢救，特别是突发公共卫生事件或群体灾害事件，应按应急预案逐级汇报，启动绿色通道处置程序。

（9）严格按照《医疗废物管理条例》《医院感染管理办法》《医疗机构消毒技术规范》《医院隔离技术规范》等相关要求，做好急诊科的消毒、隔离，加强医疗废物管理和特殊感染患者的隔离，严格执行标准预防及手卫生规范，严防感染传播扩散。

（10）突发传染病等公共卫生事件时，按照国家有关要求和指南，结合医院、科室管理要求开展疫情防控工作，规范传染病的监测、报告和管理。严格急危重症患者预检分诊疫情防控筛查管理，设立缓冲区域，做好个人防护，严防输入。

（11）保持就诊环境整洁、舒适、安全、安静，为患者提供便民服务；加强患者及家属沟通，优化护理程序，提升患者满意度及就诊体验。

六十二、急诊科抢救室护理工作制度

（1）急诊科抢救室护理工作在急诊科主任、护士长的领导下进行。

（2）坚守岗位，严格执行岗位职责、急诊抢救制度和急危重症患者的抢救流程。

（3）护士掌握急诊急救技能、抢救仪器设备使用方法，熟悉抢救药物使用及护理。

（4）按照《急诊预检分诊分级标准》对急危重症患者进行分级分区诊疗。病情分级为Ⅰ、Ⅱ级的急危重症患者立即送入抢救室，护士积极配合医师进行相应的急救护理措施，保持绿色通道通畅。

（5）急诊抢救室抢救药品、仪器设备等分类、定位放置，专人保管。定期检查检修仪器设备，保证设备完好率达100%。

（6）严格执行交接班制度，严密观察患者病情，知晓危急值并及时处理。发现患者病情变化，立即汇报医师处理。医师未到前，护士可根据病情给予必要的抢救措施。

（7）严格执行查对制度，正确及时执行医嘱。紧急抢救执行口头医嘱时应复述一遍，经双人核对准确无误后执行，并保留使用过的空安瓿，医师补开医嘱后，方可弃去。对有疑问的医嘱必须询问清楚后方可执行。

（8）抢救结束后6小时内及时完善抢救记录，包括病情变化、抢救经过、各种用药等。医嘱执行和护理记录电子化管理。应用PDA进行输液核查及患者转交接单流转，确保患者用药安全及信息闭环管理。

（9）抢救结束后，及时补充抢救药品、物品。对急救设备进行清洁消毒，整理床单元。

（10）遇传染病等公共卫生事件时，按照国家有关要求和指南以及医院、科室的管理要求开展工作，严格执行患者及陪护人员疫情防控筛查，纳入交接班内容，每班进行交接。实行门禁管理，严格限定陪护人数，无特殊情况陪护人员不得入内。

（11）对外出、转出抢救室的患者，严格执行转运制度及交接制度，保证患者安全。

（12）护士及护理员负责患者基础生活护理，做好患者心理护理、健康宣教与人文关怀，预警标识醒目，提高患者满意度。

（13）严格按照《医疗废物管理条例》《医院感染管理办法》等相关要求，做好抢救室的消毒、隔离，加强医疗废物管理，严格执行标准预防及手卫生规范，严防交叉感染。

六十三、急诊输液室/注射室护理工作制度

（1）护士仪表端庄，态度和蔼，主动热情接待患者。急重、年老体弱、行动不便等特殊患者优先照顾治疗。

（2）严格执行查对制度。应用PDA进行输液核查，确保患者身份及用药安全。各种输液、注射严格按病历医嘱和药单执行，对有疑问的医嘱应及时与医师、药师沟通处理，不可擅自用药。

（3）进行药物过敏试验需询问患者过敏史，按要求记录皮试结果，告知患者或家属注意事项。

（4）化疗药物、青霉素类药物须贴上警示标识。

（5）不得接受院外药物治疗。

（6）密切观察输液患者情况，发现病情变化及药物不良反应要及时处理并报告医师，做好交接班记录。必要时进行现场药物封存保管。

（7）严格遵守无菌技术操作规程及消毒隔离制度，无菌物品和非无菌物品分别放置。输液做到"一人一针一管一带一洗手"。

（8）急救物品设置齐全，处于完好备用状态，做到定点放置、定期清点、及时请领补充。

（9）室内保持安静、整洁、有序。

（10）做好宣教工作，为患者提供便民措施，实施人性化服务。

六十四、手术室护理工作制度

（1）工作人员由专用通道进入手术室，必须换鞋、更衣、戴帽，内穿衣裤不得外露，帽子应全部遮盖头发。

（2）进入手术室参观者，必须经院办批准。实习生必须在指导教师带领下，方可到指定的手术间参观手术，并接受院方医务人员的指导，不得进入其他手术间或自由出入。

（3）手术室的药品、器材、敷料，均应有专人负责保管，放在固定位置。各种急诊手术的器材、电外科设备、中心吸引装置，应定期检查，以保证手术正常进行。

（4）手术室器械一般不得外借，如确需外借时，须经医务部批准并经手术室护士长同意，做好物品借还登记，当面点清，用后归还。

（5）手术科室于手术前1日上午10时前在医院信息系统（HIS）上提交择期手术申请，手术室负责进行手术间及人员的安排。

（6）患者应在预定手术时间前30分钟至1小时接入手术室。

（7）急诊手术由手术室护士长或值班人员与医师协商解决手术间及人员的安排。

（8）夜间及节假日值班人员做好手术室水电等的安全检查工作，保证手术患者绿色通道的畅通。

（9）接收手术患者时，应同时接收病历并核对科室（病区）、床号、姓名、性别、年龄、诊断、手术名称和部位、术前用药及腕带信息。

（10）手术医师必须提前20～30分钟入室，做好术前准备工作（包括刷手消毒）。

（11）严格执行手术安全核查制度，手术医师、麻醉医师、手术室护士三方于麻醉开始前、手术开始前、患者离开手术室前共同核查。

（12）遵循体位安置原则，与手术医师、麻醉医师共同安置体位，实施必要的保护和约束措施。

（13）正确执行手术物品清点制度，巡回护士与洗手护士于手术开始前、关闭体腔前、关闭体腔后、缝合皮肤后共同清点手术器械、敷料等数目，并规范填写手术清点记录单。

（14）执行手术室无菌技术及隔离技术，关注手术进程，及时提供手术物品。

（15）手术中采集的组织标本应妥善保管并及时送检。

（16）手术室用物必须保持整齐、清洁，物品表面无尘，地面无碎屑、无污迹。

（17）手术感染性废物、损伤性废物等医疗废物分类放入专用收集容器。

（18）对手术间内外环境要在当天手术结束后进行清洁消毒，每周进行彻底清洁消毒1次，每季度做空气细菌消毒1次，保证每个洁净手术间每年至少监测1次。

六十五、重症监护病房护理工作制度

（1）在科室（病区）主任的领导下，由护士长全面负责管理。

（2）护理人员热爱本职工作，具有崇高的奉献精神和良好的医德医风。

（3）严格遵守医院各项规章制度，坚守工作岗位，服从工作安排。

（4）重症医学（ICU）护士对患者实行24小时连续动态监测并详细记录生命体征及病情变化，护理措施及时到位，杜绝差错隐患，确保患者安全。

（5）各类护理文件书写规范，及时准确，记录完整，内容能反映病情变化及治疗护理要点。

（6）医护一体化查房，了解病情及治疗方案，制订护理计划，并采取相应的护理措施。

（7）严格交接班，包括病情、特殊治疗及用药、护理重点等。床边交接班要双方共同察看用药情况、留置的各种管道、患者皮肤、仪器使用情况等。接班人员全部接清无任何疑问后，交班人员方可离开。

（8）随时做好抢救患者的准备，并主动配合医师抢救。

（9）遵守医院患者隐私信息管理规定，保护患者信息安全。

（10）做好病房的消毒隔离及清洁卫生工作，特殊感染患者安置于单间病房，多重耐药的患者实行隔离措施，防止院内交叉感染。

（11）ICU仪器设备要做到"四定"：定位放置、定人管理、定期检查、定数量。仪器设备使用后要及时清洁、消毒和维护保养，发生故障、损坏时要有明显标识，及时维修。急救设备每天检查，保持性能完好。

（12）ICU仪器设备及抢救用物原则上不外借，如遇其他科室抢救急需，须经科室（病区）主任、护士长同意，并做好登记。

（13）ICU医务人员不能关闭仪器报警。仪器报警后床边护士应迅速做出反应，先消除报警音同时判断报警原因并对症处理。

（14）保持ICU病房安静，光线柔和，限制探视。

（15）向患者及家属宣教ICU病房限制探视及无陪伴制度。疫情防控期间，根据患者病情，通过电话、视频、照片等形式，及时向患者家属提供确切病情，并给予他们支持与安慰，取得家属的理解与配合。

（16）外来人员未经许可不得入室，如有必要入室，须换鞋，戴医用口罩和帽子，穿隔离衣，并做好手卫生。

（17）不在工作场所聊天、看报及杂志、会客、吃饭、接私人电话。

（18）每月参加科室（病区）会议，因特殊原因不能参加者须向护士长请假。定期阅读科室（病区）工作微信群信息，及时了解医院和科室（病区）重要工作部署和要求。

六十六、麻醉恢复室护理工作制度

（1）护理人员必须坚守工作岗位，严格执行各项规章制度及技术操作规程。

（2）严格遵守出入室标准，按流程转入和转出患者，认真做好交接班。

（3）做好患者的病情观察，正确运用护理程序，及时完成各项护理工作。患者入室后，应按常规进行监护；准确判断拔管指征，遵医嘱拔管；熟练掌握恢复室患者常见并发症及处理原则；熟练掌握麻醉恢复室常见风险因素及应急预案；熟练掌握各项护理技术操作及应急技能。

（4）严格遵守各种医疗仪器使用的操作规程。每班要对各种医疗仪器的使用情况进行交班，如有故障与损坏应立即报告，及时联系维修。因不按操作规程使用造成仪器损坏者，要追究责任。

（5）室内抢救车、抢救药品和器械，要求定位有序，做到"五定"：定数量品种、定点安置、定点保管、定期消毒灭菌、定期检查维修。

（6）严格执行消毒隔离制度，严格遵守手卫生规定，严防医院感染发生。未经医护人员同意，非工作人员不得随意入室。保持室内环境的整洁、安静、舒适、安全、美观。

（7）恢复室内各种器械及用物，原则上不外借，如遇其他科室急需用时，要做好物品借还登记，当面点清，用后归还。

（8）根据医嘱配置术后镇痛泵，做好"三查七对"，每天回访镇痛患者。

（9）定期检查药品、物品有效期。

（10）统计当日麻醉复苏患者数量。

（11）麻醉恢复室护士定期培训、考核，提高专业能力。

（12）协助临床麻醉各类文档的整理。

（13）正确应用手术麻醉临床信息系统、医院信息系统（HIS）、PDA、移动护理、护理管理等信息化软硬件设备、系统，提高服务效率和安全性，确保医疗、护理质量与安全。

（14）保持环境整洁、舒适，保护患者隐私，关注患者需求，优化护理程序，提升护理质量。

六十七、血液净化部护理工作制度

（1）在血液净化部主任的领导下，由护士长负责管理，全体护理人员参与。

（2）护理人员取得护士执业证书及血液净化护理专业培训证方可独立上岗。

（3）护理人员必须具有高度责任心，坚守工作岗位，严格执行各项规章制度和操作规程，严禁擅离职守。

（4）进入血液净化治疗区须更换工作服、鞋，戴口罩、帽子。

（5）保持血液净化区域安静、整洁、舒适、美观、安全。

（6）严密观察患者治疗过程的情况，及时发现、处理问题，严防不良事件发生。做到对患者服务热心、观察病情细心、处理问题耐心。

（7）严格执行消毒隔离制度，杜绝交叉感染，严防血源性疾病传染。

（8）抢救车内物品和除颤仪保证处于完好备用状态。专人负责，每天清点，班班交接。

（9）认真执行设备管理制度，遵守使用操作规程，协助工程师进行清洁、消毒和维护、保养。

（10）一次性耗材有出入库登记账册，存放符合要求，专人管理。耗材使用登记到条码，出现不良反应，有应对处理流程及记录。

（11）工作期间不得因个人私事占用科室电话。

（12）与患者有效沟通，了解患者需求，帮助解决实际困难，为患者及家属提供与疾病相关的咨询或资料。

（13）医疗废物分类收集、存放、处置。医疗废物的外包装有警示标识。科室与收集人员交接规范，登记项目齐全。

六十八、产房护理工作制度

（1）工作人员穿戴工作服、口罩、帽子，更换鞋子后方可进入分娩室，非本室工作人员不得进入。

（2）产房实行 24 小时值班制，当班人员不得擅自离开岗位。

（3）严格执行床边交接班制度，仔细检查母胎和新生儿情况，并做好记录。

（4）产房工作人员加强与产妇沟通，了解产妇的身心需求并做好心理护理，解除产妇的思想顾虑，并为产妇和家属提供护理咨询和健康教育。

（5）严格执行产房分娩安全核查制度，严密观察产程，发现异常，立即报告值班医师。

（6）严格执行查对制度，遵守无菌技术操作规程，并按《医院消毒隔离制度》要求进行监测。

（7）抢救药品、物品、器材应定位、定数放置，并由专人负责管理，用后及时补充或更换，定期进行检查、保养，以确保抢救工作顺利进行。

（8）新生儿娩出后和产妇共同确认新生儿性别，仔细核对母亲的住院号、床号、姓名，新生儿出生时间及性别后方可给新生儿戴上手足腕带；正常的新生儿产后进行早接触、早吸吮。

（9）产后 2 小时应严密观察产妇血压、子宫收缩、阴道出血及膀胱充盈情况，无特殊情况送回母婴室。

（10）准确及时填写产时记录、分娩经过记录、新生儿出生记录等。

六十九、母婴同室工作制度

（1）母婴24小时同室，病区设专人实行24小时门禁管理。严禁传染病患者陪护，防止交叉感染。

（2）严格执行消毒隔离规范，做好室内清洁消毒工作，保持病室安静整洁。

（3）注意观察产妇子宫收缩情况及阴道出血量，定时巡视病房，督促产妇按需哺乳，了解新生儿吸吮及大小便情况，并做好记录，有特殊情况及时报告医师处理。

（4）指导产妇母乳喂养、挤奶和保持泌乳的方法及技巧，鼓励产妇早期活动，了解产妇心理状况，为产妇和家属提供护理咨询和健康教育。

（5）新生儿每天洗澡1次，常规消毒脐带、清洁眼部，新生儿包布、衣服每天更换。

（6）每天母婴分离时间不超过1小时。新生儿回病房时，与母亲核对母亲床头卡、新生儿鉴别牌、腕带标识上的姓名、住院号，无误后母婴同室。

（7）新生儿卡介苗、乙肝疫苗接种应由专人负责，并做好登记。

（8）母婴出院时，与产妇核对新生儿腕带信息，确认无误后在病历上签字并盖母亲指印。为产妇提供出院指导，并进行产褥期保健和产后避孕知识宣教。

七十、新生儿科护理工作制度

1. 新生儿病区护理管理制度

（1）新生儿病区护理人员，必须有高度的责任感和严肃认真的工作态度及慎独精神，接受过相应的规章制度、理论、操作技能培训，工作中仔细巡视、观察、护理患儿，发现异常及时报告医师。

（2）工作人员入室前应剪指甲、洗手、穿室内衣，戴工作帽，换专用鞋，接触患儿前后洗手。

（3）私人物品不能带入病区内，包括报纸、茶杯、食物等，严禁在病区内进食。

（4）凡有严重呼吸道疾病，皮肤感染及各种感染性疾病的工作人员，应停止入室工作。外来人员未经许可不得入室；如有必要入室，须换鞋，戴帽子、医用口罩，穿隔离衣，洗手，与患儿接触前后应再次洗手。

（5）本室工作人员离开病区，应换下专用鞋和室内衣，回室时重新按入室要求进入。

（6）病区内保持环境整齐清洁，光线充足，调节温度在 22～24℃，适宜湿度为 55%～65%。工作人员在病区内要做到"四轻"：说话轻、走路轻、操作轻、关门轻。

（7）医护人员进行治疗、护理操作时须戴口罩。严格执行查对和消毒隔离制度，做好闭环管理，遵守无菌技术操作规程。

（8）密切观察患儿病情，发现病情变化及时报告医师，危重患儿及时组织抢救，严格执行危重症患者抢救制度，及时做好护理记录及各种表格记录。

（9）严格执行交接班制度，对所有患儿做好床边交接班，并核对总人数。患儿抱出检查或治疗时应做好查对，入室、出室必须有登记，并进行身份确认，核对腕带及探视卡信息，每班检查患儿的腕带标识是否清晰，姓名、性别、住院号是否相符。每次治疗护理前后使用 PDA 认真执行新生儿查对制度。

（10）病区内应备齐各种抢救物品，抢救物品和监护仪由专人负责，每班检查，用后当班清理、消毒，及时补充，定期检查维修，保持完好备用状态。如有故障，做好标记及交班。

（11）室内一切物品定点放置，一般不借出，如必须借出或维修，应做好登记、交班，并向护士长报告。

（12）新入室患儿，应当按照"先早产儿后足月儿，先非感染性患儿后感染性患儿"的原则进行，病情危重的患儿通过急诊绿色通道收治入院，并立即通知医师处理并协助抢救。打印腕带，护士与家属及产房或急诊科医务人员三方共同核对患儿姓名、性别、住院号无误，戴上腕带。了解病情，检查患儿全身皮肤，注意有无头颅血肿、臀红、畸形或产伤等并记录。向家属介绍住院须知和探视制度，记录家属姓名和联系电话。按要求对患儿及家属进行疫情排查并签署疫情排查登记表。

（13）做好患儿的评估，正确书写护理文书。

（14）新生儿配奶间专人管理，保持清洁、干净，定期消毒。按无菌操作要求进行母乳收集和储存。配奶工作应当由经过培训的工作人员负责，并严格执行手卫生制度，认真执行配奶流程、奶瓶奶嘴清洗消毒流程等。配方奶应当现配现用，剩余奶液不得再用。

（15）患儿出院时，由家属办理好出院手续，备齐患儿所需衣物，确认家属身份证原件及复印件（与入院首页登记的家属一致）、出院许可证、探视卡后，与家长共同核对患儿腕带上的姓名、性别、住院号，并向家属介绍患儿出院注意事项，进行母乳喂养指导和出院后护理等知识的宣传教育。

2. 新生儿重症监护室管理制度

（1）监护室护理人员要坚守工作岗位，不得擅自离岗。

（2）患儿进入监护室后，应按常规进行监护，实行 24 小时全面护理制。参加抢救人员必须全力以赴，明确分工，紧密配合，听从指挥，坚守岗位。医师未到达前，护士不能离开患儿，应根据患儿病情及时给予相应的处理。

（3）严格执行各项规章制度及技术操作规程，严格执行床边交接班，严密观察患儿病情，记录要详细，用药处置要准确、迅速。执行抢救口头医嘱时，护士用药前应口头复述医嘱，与医师确认后执行，并将空安瓿保留，抢救工作结束后，经双人核对，补全医嘱后方可丢弃。抢救完毕后，及时做好抢救记录。

（4）监护室人员应具有广泛的医学基础知识，临床知识和心电图、电子技术基本知识及各种仪器性能和使用保养方法，能排除一般的故障，并熟练掌握各项护理技术操作及应急技能、监测技术、窒息复苏技术，能及时发现患儿病情变化，并及时报告医师给予相应的处理。

（5）严格执行无菌技术操作及消毒隔离制度，限制人员的出入，防止交叉感染。

（6）监护记录和资料要妥善保存。

（7）监护患儿实行预约探视。

（8）患儿在外出、转科（院）时，应备好必要的抢救药物及用物，途中密切观察患儿病情变化，确保各种管路通畅。转运前启用危重患儿转运准备清单对患儿病情进行评估。

（9）制订患儿意外拔除气管插管与呼吸机突然断电等突发事件的应急预案。

七十一、新生儿科消毒隔离制度

（一）建筑布局与环境

（1）病室严格执行分区管理，分为医疗区、医疗辅助区；洁污分开，不交叉。设置独立的治疗室、配奶间、洗澡间、隔离间、设备存储间、器械处置间、污物间等。诊疗和护理操作应当以"先早产儿后足月儿，先非感染患儿后感染性患儿"的原则进行，防止传染病病原体、耐药菌、机会致病菌及其他病原微生物的传播。

（2）每床单元净使用面积不少于 $3 \, m^2$，抢救单元不少于 $6 \, m^2$，床间距不少于 $1 \, m$。

（3）配备探视通道或电子探视设施。

（4）病房通风、采光良好，每天开窗通风 2～3 次，每次 15～30 分钟，必要时使用空气消毒设施。

（5）每天对地面、物体表面进行湿式清洁 2 次，清洁器具按功能区分开使用，标识清楚，遇有血液、体液污染，应立即用 500 mg/L 有效氯擦洗消毒。多重耐药菌检出率高于基线水平或环境表面检出多重耐药菌时，应增加清洁消毒频次。

（6）每季度对病房进行空气培养 1 次。

（7）每个病室至少设置 1 套洗手设施，干手设施或干手物品，洗手设施应当为非手触式。洗手池不溅水、不积水，水龙头旁无通风设备；洗手池与治疗台、清洁物品、储物柜等应保持一定距离。每床配备 1 套速干手消毒剂。

（二）工作人员的健康管理

（1）新参加工作或新调入新生儿病室的工作人员应进行肝炎、肺结核等传染病的筛查，各型肝炎及肝炎病毒携带等疾病者均不宜在新生儿科工作。

（2）新生儿病室工作人员应定期健康检查，如有严重呼吸道疾病、皮肤感染及各种感染性疾病的工作人员，应暂停入室工作。在流行性感冒、麻疹、病毒性腮腺炎、风疹和水痘等疾病流行期间，或病区出现此类感染病患者时，照护患儿的医务人员可考虑接种相关疫苗。

（三）洗手与着装

（1）洗手：做好入科前的培训，定期对医护人员进行手卫生的考核，培训率及合格率须达到100%。医务人员应严格执行手卫生规范，入室前和执行医疗处置前后要洗手，并加强有关方面的教育。接触患儿血液、体液、分泌物、排泄物等操作时宜戴手套，操作结束后立即脱掉手套并洗手。病室开展手卫生依从性、正确性监测，每季度进行手卫生质量监测，监测中不得检出沙门菌及其他致病微生物，细菌总数不得超过 5 cfu/cm^2。

（2）着装：出入室必须按规定着装，戴好帽子，并遮住全部头发，在做护理、治疗操作、配奶、喂奶、检查新生儿时，必须洗手戴口罩。工作服应定期更换，一经污染，立即更换。

（四）人员出入要求

（1）严格控制人员出入，只允许与新生儿医疗护理直接有关人员进入。

（2）进行隔离治疗的新生儿一般不允许入室探视。重症监护室的新生儿，入室探视时需要更换隔离衣和鞋，认真洗手，戴口罩、帽子，探视时间不应超过 30 分钟。

（五）仪器设备消毒

（1）新生儿床、暖箱、蓝光箱、辐射台、治疗车、输液架等每天用清水擦净。使用中的婴儿床、保暖箱、光疗箱等擦拭外壳即可，遇有污迹，应随时擦干净；内部被血液、体液污染时，应先将新生儿移出，用消毒湿巾或 1000 mg/L 有效氯擦拭消毒，30 分钟后再用清水擦净。箱中的水箱应加入灭菌注射用水，每天更换 1 次。暖箱、光疗箱用后应卸下一切可卸部件，用清水仔细擦抹干净，再用 500 mg/L 有效氯擦拭消毒。同一患儿长期连续使用时，每周至少更换 1 次，并对其使用的床单元及箱体进行终末消毒。

（2）接触新生儿皮肤、黏膜的器械、器具及物品，如雾化吸入器、供氧导管、体温计、听诊器等应当专人专用或一次性使用。使用中的氧气湿化瓶、吸痰罐每周更换 2 次，备用不加水的氧气湿化瓶每周更换。

（3）诊疗、护理患儿过程中所使用的非一次性物品，如监护仪、输液泵、微量注射泵、听诊器、氧气流量表等，尤其是频繁接触的物体表面，如仪器的按钮、操作面板，应每天用 500 mg/L 有效氯擦拭，再用清水擦净。

（4）新生儿使用的奶瓶、奶嘴、盛奶器等奶具清洗干净后，应高温或高压消毒后备用，且一人一用一消毒或使用一次性奶瓶。盛放奶瓶的容器每天清洁消毒，保存奶制品的冰箱定期消毒，每天清洁消毒 1 次并记录。

（5）新生儿衣物应严格清洁消毒；新生儿用的衣服、包被、大毛巾应选用易于消毒和灭菌的棉制品，柔软清洁，一人一套，不得共用或挪用，专柜放置。每天至少更换 1 次。洗澡室操作台和磅秤的垫单每天更换一次。如有血液、体液或排泄物等污染，应及时更换。枕芯、被褥等间接接触患儿的床上用品，应定期清洗与消毒，被污染时及时更换、清洗与消毒。

（6）保持呼吸机表面清洁，发现被血液、体液污染及时用 1000 mg/L 含氯消毒液擦拭消毒；使用中的呼吸机滤网每天用清水冲洗并甩干备用。呼吸机湿化水每天更换，一次性呼吸管道及湿化罐每 7 天更换 1 次。重复使用的呼吸机管路应送消毒供应中心集中处理。

（7）按照《医疗废物管理条例》等相关法规处理医疗废物。

（六）配奶室管理与乳品管理

1. 配奶室管理

（1）配奶室的建筑要求：配奶室应设于新生儿室的清洁区内，设立专门的奶具清洗、消毒区，配备相应的清洗、消毒设备和设施。室内及地面应光滑、不落尘，便于洗刷消毒，门窗应严密。

（2）配奶室环境：配奶室应有严格的卫生清洁制度。室内清洁无污染源，清洁卫生工具固定专用，每天用含氯消毒液或伽马消毒湿巾擦拭恒温水箱、冰箱、台面 1 次；恒温水箱应使用无菌水或凉开水并每天更换。配奶开始前及结束后，应清洁消毒配奶操作台，奶具每天用后及时清洁消毒。

（3）工作人员管理：配奶室工作人员必须接受清洗、消毒相关知识的培训，并由科室评估考核合格的人员担任；闲杂人等不得随意出入。配奶人员入室前应着配奶室专用装、戴医用口罩和帽子，头发不得外漏，配奶时再次洗手，戴无菌手套进行配奶操作。

（4）奶具的消毒灭菌：奶具应一人一用一灭菌，一次性奶具不得重复使用，用后按医疗废物处理。配备专用清洗毛刷、洗涤剂等清洗用品，毛刷每次使用后先用含氯消毒剂浸泡消毒，再清洗干净。配奶用具如奶勺、容器等，用后立即充分清洗、冲净，清洗后的奶具表面光洁，无附着物、泡沫及异味等，并经高温消毒，消毒后要妥善保存。严禁用手直接拿奶具，应用灭菌后的干燥持物钳（使用时间为 4 小时）或戴无菌手套夹取奶具。

（5）配奶室冰箱内专门放置奶类，不可放置其他物品。

（6）隔离室新生儿奶具消毒：对患有传染性疾病、霉菌性阴道炎、乙型肝炎表面抗原阳性产妇的新生儿，喂奶后用具均应先用含氯消毒剂浸泡消毒，然后再清洗消毒，或使用一次性奶具。

（7）每季度对室内空气、冰箱、存奶器、奶具进行细菌培养监测 1 次。

2. 乳品管理

（1）配方奶的配置：奶粉应保存于清洁干燥处，开启后注明启用时间，密闭存放，并在有效期内使用。所有奶制品均应现配现用，剩余后弃去。临时所需的奶应按需临时调配，以防变质。

（2）母乳的采集与保存：指导产妇收集母乳前先洗手，清洁乳头，使用专用母乳收集袋收集母乳。母乳收集、转运过程中应防止被污染。收集好的母乳在储奶袋上注明床号、姓名、日期、时间，并做好登记。

（3）接收母乳后没有立即食用的应放置于 2～8℃ 的冰箱中保存，当天母乳应当天食用。

（4）保存奶制品的冰箱、奶具存放柜应保持清洁干燥，每天清洁消毒 1 次。

（5）冷冻母乳使用前将母乳取出放入保鲜层自然解冻，后置入恒温水箱或 60～62.5℃ 的温水中复温 30 分钟。

（七）隔离室管理制度

凡新生儿患有感染性疾病或传染性疾病，均应安排在单独的隔离病房治疗和护理。以防交叉感染，具体措施如下：

（1）工作人员进入新生儿隔离室应戴帽子、口罩，必要时穿隔离衣，一切护理操作均应按隔离要求。

（2）病室外设立隔离标识。

（3）室内一切物品、器具必须专用，单独消毒灭菌。

（4）加强通风，每天 3 次，每次不少于 30 分钟，或使用空气消毒机每天进行 4 次空气消毒，每次 2 小时，如条件允许，保持空气消毒机不间断开启。

（5）用过的食具、护理用具等均应先浸泡消毒，再清洗或灭菌后方可使用，或使用一次性器具。

（6）传染性疾病患儿用过的布类，均应置入黄色医疗垃圾袋，并以双袋法包扎，外贴标签注明传染性疾病类型。送入洗衣房消毒后清洗。废弃物应密封在黄色医疗垃圾袋内，送往回收站，集中焚烧。

（7）隔离的新生儿离室后，应以 1000 mg/L 含氯消毒液擦拭物体表面及地面，进行严格的终末消毒。

（八）新生儿监护室探视管理制度

（1）禁止患有皮肤感染、呼吸道感染的人员探视。

（2）严格执行探视制度，限制探视人数，无关人员不得进入重症监护室。

（3）探视者须出示探视卡，入室前穿隔离衣，戴口罩、帽子，穿鞋套并洗手（快速手消毒）后，在工作人员指引下方可进入监护室；隔离衣专床专用，探视日结束后及时清洗消毒。

（4）医务人员对入室探视者进行手卫生、标准防护知识的宣教；探视患儿时做好隔离工作，勿随便触摸患儿，预防交叉感染。

（5）探视结束时，家属经监护室出口离开，洗手，脱口罩、帽子、隔离衣、鞋套，再次洗手（快速手消毒）后离开病室。

（6）当某种疾病流行或高发时，应对探视人员进行筛查，限制探视或提升探视人员防护级别，必要时停止探视。

（九）新生儿监护室出入人员管理制度

严格探视制度，限制探视人数。无关人员不得进入监护室。

1. 入室管理

（1）本室工作人员经专用的工作通道进入更衣室，洗手，更换室内专用衣，戴口罩、帽子，换室内鞋，再次洗手（快速手消毒）后方可进入监护室。

（2）探视、会诊、参观、检查人员入室前穿隔离衣，戴口罩、帽子，换室内鞋（或穿鞋套），再次洗手（快速手消毒）后方可进入监护室。

（3）后勤输送人员经室内人员准许后方可进入，入室前需更换室内鞋（或穿鞋套），洗手（快速手消毒）后方可进入监护室。

2. 出室管理

（1）本室工作人员下班经更衣室离开，洗手，脱口罩、帽子，换室外衣，换室外鞋（除鞋套），再次洗手（快速手消毒）后离开病室。

（2）其他人员经监护室出口离开，洗手，脱口罩、帽子，换室外衣，换室外鞋（除鞋套），再次洗手（快速手消毒）后离开病室。

七十二、心导管室护理工作制度

（1）心导管室护理工作由科室主任全面负责，护理组长协助进行日常管理工作。

（2）严格控制进入室内人员，患有呼吸道感染者不得入内。凡进入导管室的工作人员必须穿好工作服、戴帽子、换室内鞋，进入无菌区或施行无菌操作时必须戴口罩。外出时，更换外出衣和鞋。

（3）凡进入心导管室的见习参观人员，必须严格遵守参观制度，接受心导管室人员的指导，不得随意走动。

（4）手术时严肃认真，不得大声谈笑。工作人员职责明确，操作时严格遵守无菌技术操作规程及查对制度。手部有感染者不得参加手术。室内禁止吸烟、会客等与治疗无关的活动。

（5）手术护士须配合的工作内容：① 了解手术操作方案及步骤，准备术中全部器械、导管及耗材等；② 准备必要的药物及造影剂；③ 严密观察患者情况，配合手术医师进行抢救工作，对一切口头医嘱须经复述核对后方可执行，使用毒麻药及精神类药品时须经双人核对后方可执行，使用登记流程按国家相关规定严格执行；④ 应用 PDA 进行输液核查及介入手术流转，确保患者身份及用药的安全，完成手术闭环管理；⑤ 如实详细填写护理记录单；⑥ 负责手术后器械物品整理、消毒及导管的处理工作。

（6）室内各种药品、仪器设备等应分类并定位放置，专人保管，用后及时补充及物归原处。定期检查检修仪器设备，以确保能正常使用。毒麻醉药品需加锁保管，每班清点。室内所有器械、物品一律不许外借，特殊情况必须外借时，须经负责人许可，并做好借用记录。

（7）胸痛中心急诊手术由二线值班医师通知心导管室，如急诊手术与常规手术发生冲突时，优先安排急诊手术，值班人员配置符合胸痛中心要求。机动班护士保持手机通畅，按时到岗。

（8）保持室间每天湿式打扫 2 次，每周彻底清扫 2 次，清洁工具分区使用。严格执行消毒隔离制度，无菌物品与非无菌物品严格分开，无菌物品必须专柜专室存放，标签清晰。每季度对空气、灭菌后的物品、工作人员的手进行细菌培养 1 次并做好相关记录。防辐射的用物每周消毒，沾上血液、体液时随时清洁消毒。

（9）做好职业防护，进入手术间工作的所有人员必须正确着装，穿好铅衣，戴好铅围脖、帽子和眼镜。认真贯彻执行保健条例，每季度监测所接受的 X 线剂量，每 2 年体检 1 次。同时还应做好 20 岁以下患者的 X 线防护。正确存放防辐射用品。

（10）按照国家防疫管理要求和指南，结合医院、科室管理要求开展疫情防控工作，设立过渡手术间，做好个人防护，严格筛查，严防输入。

（11）优化护理程序，提升人文管理质量。与患者及家属沟通时态度和蔼，对于情绪激动的患者及家属要给予安慰疏导，避免冲突。全程关注患者的情绪波动，及时回答患者的提问。

七十三、消毒供应中心护理工作制度

（1）工作人员按照区域要求着装上岗，着装整齐，严格遵守各项规章制度和各项技术操作规程。工作人员防护措施及手卫生符合规范要求。

（2）严格执行消毒隔离制度，布局合理，区域划分明确，人流、物流不交叉不逆行，各区域工作人员不能随意串岗或在各工作区域穿梭。

（3）下收下送洁污分开，实行密闭回收。下收下送容器或车辆用后清洁消毒，干燥存放。执行传染病防治管理规范，回收疑似或确诊患者用后的器械物品按规定路线及防控要求实施。

（4）处理特殊感染物品时按特殊感染防控要求执行。

（5）回收使用后的物品要认真清点检查后接收。

（6）清洗器械和物品时，根据器械物品污染程度、材质、结构及精密程度，正确选择清洗消毒方式及清洗消毒流程，规范装载，确保清洗质量。

（7）包装器械和物品时，认真检查器械和物品的清洗质量和性能，正确装配组装，核对无误后按规范要求包装。

（8）使用灭菌器械和物品时，认真检查器械和物品种类，正确选择灭菌方式，规范装载卸载。

（9）发放无菌物品时，应核对物品名称、规格、数量、有效期、化学指示胶带变色是否符合要求，有无湿包，包装是否完好，否则不得发放。

（10）灭菌效果监测，压力蒸汽灭菌、环氧乙烷灭菌、过氧化氢等离子灭菌和低温蒸汽甲醛灭菌按规范要求做好物理监测、化学监测和生物监测，植入物和植入手术器械必须进行生物监测，生物监测结果合格后方可放行；灭菌监测结果存档3年备查。

（11）接收科室各类自备待灭菌包时，注意检查包装是否符合要求，不符合要求的不予灭菌。

（12）临床医务人员需借用无菌治疗包时，按要求办理手续后借出，用后及时归还。

（13）做好安全生产工作质量管理，定期检查各种仪器设备，做好日常维护与保养工作，压力容器按规定时间申报设备部门进行检测。

（14）处置的器械和物品实行全程质量追溯系统管理，每天认真核对无菌物品的基数和物品储备量，做到供应及时。

（15）做好消毒供应中心优质护理服务，提升人文管理质量，实施服务包干，深入临床一线征求意见，不断改进工作。

七十四、干细胞移植病区护理工作制度

（1）工作人员严格执行手卫生，遵守无菌操作原则。进入层流病房前洗手、换鞋、着无菌工作服，戴口罩、帽子。

（2）保持病区整洁、舒适、安静、安全。应急通道通畅。百级层流仓气流速度 0.15～0.3 m/s，内部压力高于外部压力。温度22～26 ℃，湿度45%～60%，噪声小于55 dB。

（3）工作人员坚守岗位，严格执行消毒隔离制度及无菌技术操作规程，严密观察患者病情并做好护理记录。

（4）病区内急救用物设置齐全，处于备用状态，器械、物品、药品专人管理，定点放置，定期补充，定期检查维修，定期消毒灭菌。

（5）各病房门保持关闭。进入百级层流仓，用速干手消毒剂洗手，穿脚套、无菌隔离衣，戴无菌手套，严格无菌操作。

（6）每天用0.5%含氯消毒剂擦拭地面1次，用消毒湿巾由上至下、由里到外擦拭层流仓内的物品。每天更换消毒脸盆、尿壶、便器。

（7）患者出仓按照终末消毒流程严格消毒。移出患者被服打包消毒，紫外线照射1小时，清洗层流过滤网，用0.5%含氯消毒剂全面擦拭仓内环境物品表面2遍。每月进行层流病房环境微生物监测1次。

（8）保持超净台正常运转，每季度进行空气培养。由专业机构定期检查新风机组低、中、高效过滤器净化效果，并定期清洗更换。

（9）病区包布敷料、患者衣物由保洁人员打包送消毒供应中心消毒灭菌，未消毒物品严禁进入层流病房。

七十五、高压氧科护理工作制度

（1）工作人员应经指定机构进行专业培训学习，考核通过取得医用氧舱从业人员培训合格（上岗）证，方可上岗操作。

（2）熟练掌握高压氧舱设备各系统的性能及使用方法。

（3）树立安全意识和责任感，熟悉高压氧对人体系统的生理影响以及可能发生的毒副作用及并发症。

（4）开舱前，认真检查各种设备、仪表、供气、供氧系统，确保其正常安全运行，评估患者的病情、意识情况、理解能力和表达能力，并向患者与陪护人员进行入舱须知的安全宣教，介绍供氧装置和通信设备的使用方法。

（5）严格遵守各项规章制度和操作规程，坚守岗位，不做与操舱无关的事情。禁止无关人员进入氧舱控制台工作区域。

（6）严格执行医嘱，不得擅自更改治疗方案。

（7）治疗过程中，应指导舱内人员做好耳咽管调压动作，防止各种气压伤，并认真观察患者病情，患者出现病情变化时，应及时采取措施。

（8）减压时嘱舱内人员注意保暖，并严禁屏气，以防肺气压伤。

（9）准确填写操舱记录。

（10）治疗结束后，了解患者情况，并进行舱内清扫工作，彻底通风、消毒。保证各种仪器设备处于正常状态，以便下次治疗使用。

（11）遇有设备故障时，应立即报告科室负责人及相关部门，采取相应措施，确保舱内人员安全。

（12）熟练掌握氧舱紧急情况处理流程，并定期进行演练。

七十六、放射科护理工作制度

（1）在医院领导、护理部及放射科主任的领导下开展各项诊疗护理工作。

（2）护士仪容仪表整洁，佩戴个人剂量监测仪，以高度的责任心和同情心对待每一位患者及家属。

（3）各岗位护士须提前 15 分钟到岗，做好各项检查前的准备工作。

（4）维持好就诊秩序，合理安排患者就检。给予老弱病残及行动不便的患者优先检查。

（5）实行首问负责制。在候诊大厅的患者遇到困难，应尽全力协助其解决。

（6）严格执行各项规章制度及技术操作规程，认真完成各项增强检查及介入手术工作。

（7）对待检及手术患者做好病情观察、心理护理及健康宣教，参与不良反应抢救和护理，对患者做好 X 线辐射防护，做好人文关怀。

（8）准确执行医嘱，正确实施检查、用药和护理措施，及时观察、记录患者反应。

（9）每天检查抢救盒药品及抢救器材是否处于完好备用状态，做好登记签名。

（10）严格遵守无菌技术操作规程及消毒隔离制度，医疗垃圾分类处置，认真做好各检查室及手术间的清洁消毒。

（11）各检查室每天定期进行 2 次以上紫外线灯消毒，使用 75% 酒精或消毒湿巾擦拭检查床及门把手等。

（12）介入手术室严格划分限制区、半限制区和非限制区，做好人员和环境管理。明确区分无菌物品与非无菌物品放置，并有明显标记；无菌包及无菌物品均保持无菌，消毒包内要放置化学指示卡，包外粘贴化学指示胶带及保证消毒效果。

（13）介入手术室术前 1 小时启动紫外线消毒。术中保持手术间密闭，每天手术结束，用含有效氯 500 mg/L 的消毒液拖拭地板，并启动紫外线消毒 1 小时。每周末对手术间彻底清洁消毒，对使用过的铅衣、铅裙等进行消毒，每季度对介入室手术间进行空气培养监测，如不符合要求应立即查找原因及时处理。

（14）每季度监测个人剂量监测仪 1 次，每 2 年接受 1 次职业健康体检。关爱从事放射辐射工作的妊娠妇女，妊娠 6 个月内不接触射线，合理增加营养，避免过度劳累。合理排班，严格休假管理。

（15）依法执业，严谨求实，尊重患者，优质服务，团结协作。严格遵守《医疗机构从业人员行为规范》，廉洁自律。

七十七、广西生殖医学研究中心护理工作制度

（1）在护理部和及广西生殖医学研究中心主任的领导下开展工作。

（2）护理人员必须热爱本职工作，牢固树立以人为本的服务理念，对待患者具有高度责任心和同情心，熟练掌握专科理论知识和操作技能，接受人类辅助生殖技术专科护理培训。

（3）维持门诊医疗秩序，做好患者就诊管理和门诊区域环境管理，合理分诊，为患者提供方便、快捷的服务。保持候诊室及诊室环境的安静、整洁、舒适、安全；各种诊疗用物齐

全，提供患者需要的各项便民服务。

（4）指导患者就诊，提供就诊信息，耐心解答患者疑问，加强与患者及家属的沟通，做好患者及家属的护理咨询及健康宣教，协调处理患者的反馈意见，优化护理流程，根据患者需求丰富和更新宣教的内容和形式，提升人文管理质量。

（5）严格执行各项规章制度、消毒隔离制度和护理技术操作规程，做好 ART 患者治疗期间就诊管理、流程管理、宣教管理和随访管理。

（6）对接受辅助生殖技术（ART）患者进行严格身份核查，并将患者夫妇基本身份信息和指纹相片录入人类辅助生殖病历管理系统。

（7）做好手术患者的预约登记、安排；做好术前、术中、术后宣教及用药和生活指导。

（8）做好进周 ART 患者登记管理、病历档案资料管理。

（9）急救药品、物品、毒麻药品、耗材、仪器设备专人管理，详细登记使用情况。

（10）不断优化、完善人类辅助生殖信息化管理系统建设和应用，发挥大数据的分析功能，做好质控，并按国家卫生健康委妇幼健康服务司及自治区卫生健康委的要求，及时上报人类辅助生殖服务情况各项数据。

（11）手术室严格执行 ART 手术室管理要求。

① ART 手术室使用层流空气净化，每天上班前须打开层流 30 分钟后方可手术。定期检查层流的工作状况，定期清洗和更换滤网。手术室保持温度 22 ~ 24℃，湿度 40% ~ 60%。

② 凡进入手术室的人员，必须严格遵守无菌原则，必须穿戴手术室专用鞋、帽、口罩及洗手衣裤。外出时必须穿专用外出衣，换外出鞋，保证手术室的环境清洁。

③ 非本中心人员一律不准进入手术室，需要参观手术者，须由中心主任批准。入室者按手术要求进行消毒隔离准备。

④ 手术室的药品、设备器材、敷料，均应有专人负责保管，放在固定位置，定期检查、及时补充，以保证手术正常进行。未经护士长同意，一律不准外借。

⑤ 做好手术室一次性高值耗材的使用和库存登记。

⑥ 手术前认真核对手术物品是否齐全，做好术前准备工作。

⑦ 患者进入手术室前必须更换专用患者服、鞋、帽。

⑧ 手术前认真核查患者身份信息，查对术前检查及知情同意书是否签署完善。取卵、移植手术前须与实验室工作人员及患者核对手术名称、夫妇姓名、年龄、孕产史、胚胎数目。

⑨ 协助手术医师须将术中情况如实记录，并告之患者取卵和胚胎数目。遵医嘱执行术后医嘱。手术标本按要求留取、保管与送检。

⑩ 严格执行手术室的卫生清洁处理和空气消毒制度，凡被污染的器械和敷料均须及时进行灭菌处理，特殊感染须进行特殊处理，必要时暂停手术，全面消毒，要保证细菌培养检查合格。

⑪ 每天上午和下午各用清水拖地 1 次，下午手术结束后对物体表面、手术床、传递窗用75% 酒精擦拭。每季度做空气培养 1 次。

⑫ 做好患者术后宣教及注意事项指导，包括药物使用、起居饮食、并发症的预防和处理

及复诊时间。

⑬术后病历及时登记、录入系统、整理装订归档。

七十八、日间手术中心病房护理工作制度

（1）在医务部、护理部和日间手术中心病房护士长的领导下开展工作。

（2）保持病房环境整洁、舒适、安全、安静。进入病房参观者，必须经医务部、护理部同意。

（3）工作人员着装整洁、规范。遵守劳动纪律，准时到岗，坚守岗位，服从科室统一协调管理。

（4）急救药品、物品、仪器设备专人管理，定点放置，详细登记使用及质控情况。

（5）熟练掌握日间手术病房紧急状态下应急预案及处置流程，确保医疗质量安全。

（6）严格执行查对制度及医嘱执行制度，与手术室工作人员准确交接患者，确保患者身份及各种治疗护理的安全。

（7）加强巡视，发现异常情况及时报告医师并处理。

（8）严格遵守无菌技术操作规程及消毒隔离制度，医疗垃圾分类处置。

（9）做好宣教工作，为患者提供便民措施，实施人性化服务。

（10）定期召开工休座谈会，进行安全教育及健康指导，征求病员意见，改进病房工作。

（11）了解当前国内外关于本领域的最新资讯及先进的管理理念，积极运用信息化技术，通过智慧病房的建设对患者进行全程管理。

七十九、日间化疗中心护理工作制度

（1）在主管院领导以及医务部、门诊办公室、护理部的领导下开展各项医疗、护理及行政工作。

（2）工作人员着装整洁、规范，遵守劳动纪律，准时到岗，坚守岗位，服从科室统一协调管理。

（3）根据医院医疗文件书写要求，及时规范书写各类医疗文件，努力提高病案质量。

（4）严格执行查对制度及医嘱执行制度等医疗、护理核心制度，严防差错事故发生，确保患者身份及各种治疗护理的安全。

（5）熟练掌握日间化疗中心紧急状态下应急预案及处置流程，确保医疗质量安全。

（6）熟练掌握抗肿瘤治疗药物的使用要求、注意事项，规范用药，按规范要求配置化疗药物及生物制剂，做好安全防护，确保医务人员及患者安全。

（7）认真执行岗位服务规范，重视医患沟通，认真履行告知义务，持续改进服务质量。

（8）急救药品、物品、仪器设备专人管理，定点放置，详细登记使用及质控情况。

（9）保持中心环境整洁、舒适、安全、安静。进入中心参观者，必须经医务部、护理部同意。

（10）加强巡视，发现异常情况及时报告医师并处理。

（11）严格遵守无菌技术操作规程及消毒隔离制度，医疗垃圾分类处置。

（12）正确应用PDA、医院信息系统（HIS）、移动护理、护理管理、输液监控等信息化软硬件设备、系统，提高工作效率，确保医疗质量与安全。

（13）做好宣教工作，为患者提供便民措施，实施人性化服务。

（14）定期召开座谈会，进行安全教育及健康指导，征求病员意见，改进科室工作。

八十、健康管理部护理工作制度

（1）在护理部、健康管理部主任的领导下开展工作。

（2）工作人员着装整洁、规范，遵守劳动纪律，准时到岗，坚守岗位，服从科室统一协调管理。

（3）严格执行查对制度及医嘱执行制度等医疗、护理核心制度，严防差错事故发生。

（4）严格执行健康管理部岗位职责，认真履行工作职责。

（5）熟练掌握紧急状态下应急预案及处置流程，确保体检质量与安全。

（6）遵守"以客户为中心"的服务理念，遵守服务礼仪和行为规范，持续改进服务质量，为体检客户提供安全、快捷、优质的服务。

（7）正确应用医院信息系统（HIS）、体检信息系统、护理管理、智能导检系统等信息化软硬件设备、系统、服务，提高工作效率，确保体检安全。

（8）加强巡视，维护体检秩序，解答体检者疑问，妥善处理体检过程中的问题。

（9）保持体检区域环境整洁、安全、舒适、安静，应急通道通畅。

（10）严格遵守无菌技术操作规程及消毒隔离制度，医疗垃圾分类处置。

（11）按要求落实急救药品、物品、仪器设备的管理，做好登记使用及质控情况。

（12）严格执行健康管理部标本管理和转运工作制度。

（13）严格执行健康管理部体检信息录入和审核工作流程。

（14）履行健康管理后续服务工作职责，如慢病筛查、随访、健康咨询、健康宣教、保健等。

（15）制订培训计划，定期进行专业相关业务学习和技能培训，按要求完成继续教育学分。

（16）配合完成其他指令性工作，如参观、义诊等。

八十一、内镜诊疗部护理工作制度

（1）在内镜诊疗部主任的领导下，由护士长负责护理管理工作。

（2）护理人员必须遵守工作纪律和医护人员规范，履行各自的岗位职责。

（3）护士需要掌握内镜诊疗操作的配合技能、消化系统疾病的相关理论及抢救技能等。掌握内镜及附件的清洗、消毒、灭菌的知识与技能。

（4）所有检查和治疗项目实行预约登记和诊疗前患者签字制度，急危重症患者可提前检查和治疗，以免延误病情。疫情期间，指导患者及家属正确佩戴口罩，严格落实各项疫情防控措施，做好疫情排查、上报等工作。

（5）严格执行查对制度，认真执行各项操作规程，协助医师完成内镜检查、治疗、活检等工作。核对病理标本信息，确保各项信息填写正确，送检及时，交接有记录。

（6）落实护理安全管理制度，诊疗过程中注意保护患者隐私，严密观察病情，及时发现、处理低氧血症、误吸等并发症，防止跌倒、坠床等不良事件发生。

（7）做好健康教育工作。告知患者检查、治疗前的要求与胃肠道准备工作及检查、治疗后的各项注意事项。

（8）严格执行消毒隔离制度，保持各工作区域的清洁卫生，防止交叉感染。严格执行内镜清洗消毒操作规程：参照《软式内镜清洗消毒技术规范》（WS 507—2016），做好内镜及附件的清洗消毒工作并记录。

（9）落实医疗废物管理制度，在医院感染管理科的指导下，由专人负责科室医疗废物的管理，负责医疗废物的收集运送、储存、处置等工作。

（10）落实设备保管、保养、维修与管理制度。每天清点急救药品、物品1次，保持功能良好，使用后及时补充。仪器和设备每天检查保养，定期检修，使仪器、设备处于良好的备用状态。

（11）落实个人防护用品管理制度，由专人负责个人防护用品的清点、保养，保证数量充足，满足日常工作正常使用。严格做好个人防护，穿戴符合不同区域人员防护着装要求。

① 内镜诊疗操作配合穿戴：工作服、帽子、医用外科口罩、手套。

② 内镜清洗消毒穿戴：工作服、帽子、医用外科口罩、手套、护目镜或面罩、防水围裙或防水隔离衣、专用鞋。

③ 内镜逆行胰胆管造影（ERCP）诊疗操作配合穿戴：工作服、帽子、医用外科口罩、手套、铅围脖、铅衣等，佩戴个人射线计量仪。

（12）加强药品、一次性耗材管理，定期检查，确保质量合格、数量准确，特殊药品有醒目标识，有专人保管。

（13）严格执行信息资料管理制度，任何人不得随意调用、删改图文工作站内的图像及报告内容。

（14）建立健全资料保管制度。对各项资料按顺序登记、建卡，并定期对患者进行随访。

八十二、护理人员在职继续教育制度

（1）成立医院护理继续教育管理委员会，在主管院领导的领导下，全面负责医院护理人员在职继续教育的管理工作。

（2）在职继续教育培训主要针对完成规范化培训后在岗的护士，培训内容与护理岗位要求相结合，以护理学科的新理论、新知识、新技术和新方法为重点，须具有针对性、实用性和先进性。

（3）参加护理人员继续教育活动（学术会议、学术讲座、专题讨论会、专题讲习班、专题调研和考察、疑难病历护理讨论会、技术操作示教、短期或长期培训等），为同行授课、学术报告、发表论文和出版著作等，均视为参加继续护理学教育。

（4）护理人员继续教育以短期和业余学习为主。自学是继续护理学教育的重要形式，护理人员要积极参加院内或学校举办的继续教育项目及学术活动。

（5）护理人员继续教育管理由护理部负责，各科室根据护理部计划并结合实际制订科室护理人员的学习、培训、进修计划。参加继续教育须提前在 OA 系统申请和（或）人力资源管理系统上提出相关申请，经科室签署意见后递交相关部门及分管院领导审批，审批通过后方可外出参加继续教育。

（6）护理部根据护理人员的实际业务水平、岗位工作需要及职业发展，制订各级各类在职护理人员的培训计划及目标，定期考核，并保障护士按照计划接受培训。

（7）依据护理人员的工作能力、任职年限、学历层次、层级要求和职称等分别进行在职继续教育培训。

（8）根据不同阶段培训相关内容包括基本理论、基本知识、基本技能、护理专业理论及技能、临床教学、护理管理、护理科研等。

（9）对从事专科护理岗位和从事护理管理岗位注册护士的培训，应当按照国家卫生健康委和自治区卫生健康委的有关要求进行。

（10）有计划选送护理人员到院外、省外及国外专业进修，参加各类培训学习班。

（11）护理人员每年考试、考核成绩合格，完成当年继续教育学分，通过院内心肺复苏技术考核获得合格证，作为年度考核、聘任、晋升和延续注册的必备条件之一。

（12）继续教育管理实行学分制，每年参加继续教育达标标准为 25 分，当年内的 I 类学分与 II 类学分可以相互补充，补充比例不得超过该类别学分的 50%。其中 I 类学分不低于 2.5 分，II 类学分不低于 7.5 分，总分不低于 25 分。5 年内通过参加国家级继续医学教育项目获得的学分数不得低于 10 学分。

八十三、护理人员继续医学教育学分管理规定

根据《自治区卫生健康委　自治区中医药局关于推进继续医学教育信息化平台建设和规范学分管理的通知》文件精神，制定我院继续医学教育学分管理规定。

（一）学分要求

继续医学教育实行学分制，要求继续医学教育对象每年参加继续医学教育活动。

（1）正从事护理专业技术工作的护理人员每年参加继续教育达标标准为 25 分，当年内的 I 类学分与 II 类学分可以相互补充，补充比例不得超过该类别学分的 50%。其中 I 类学分不低于 2.5 分，II 类学分不低于 7.5 分，总分不低于 25 分。5 年内通过参加国家级继续医学教育项目获得的学分数不得低于 10 学分。

（2）经单位批准，到外单位进修（含出国培训、援外）6 个月及以上，经考核合格者，视为完成当年规定的 25 学分（按 I 类学分 5 分、II 类学分 20 分计算，学分所属年度归属进修时段最长的所在年度）；不足 6 个月的，按每个月授予 II 类学分 3 分计算。

（3）规培护士继续医学教育学分管理参照"参加住院医师规范化培训、专科医师规范化培训、助理全科医师培训、累计培训 6 个月及以上考核合格者"规定。

（二）学分分类

继续医学教育的学分分为 I 类学分和 II 类学分 2 类。

1. I 类学分

国家级继续医学教育项目和自治区（省）级继续医学教育项目授予 I 类学分。

2. II 类学分

自学、发表论文、科研立项、科技成果和单位组织的学术活动等其他形式的继续医学教育活动授予 II 类学分。

（三）学分授予标准

1. I 类学分计算方法

（1）参加国家级继续医学教育项目的，经考核合格，按每 3 学时授予 1 学分；主讲人每学时授予 2 学分。

（2）参加自治区（省）级继续医学教育项目的，经考核合格，按每6学时授予1学分。每天最多按10学时计算学分，不包括学员签到和撤离时间。

（3）上述1、2中每个项目所授学分数最多不超过10学分，以学分证书为准。

2. Ⅱ类学分计算方法

（1）自学：凡自学与本学科专业有关知识者，应制订自学计划，经科室护士长同意后执行，并写出综述，报护理部、研教部审核，每2000字可授予1学分，但每年最多不超过5学分。自学全国继续医学教育委员会或广西继续医学教育委员会制定或指定的杂志、音像、光盘等有关"四新"（新理论、新知识、新技术、新方法）的资料，经考核合格后，按委员会规定的学分授予标准来授予学分，每年最多不超过5学分。

（2）发表论文和综述：在刊物上发表论文和综述，按以下表2-5中的标准类别计算学分。

表2-5　按所发表刊物类别及作者顺序计算学分方式（单位：学分）

刊物类别	第一作者	第二作者	第三作者
国外刊物	10	9	8
国际标准刊号（ISSN）和国内刊号（CN）	6	5	4
省级刊物	5	4	3
地（市）级刊物	4	3	2
内部刊物	2	1	

注：其他作者顺序以此表类推。

（3）科研项目：获批的科研项目，在立项当年按表2-6中的标准计算学分。

表2-6　按获批科研项目类别及项目组成员排序计算学分方式（单位：学分）

项目类别	第一人	第二人	第三人	第四人	第五人
国家级项目	10	9	8	7	6
省、部级项目	8	7	6	5	4
市、厅级项目	6	5	4	3	2

注：其他项目组成员排序以此表类推。

（4）科研成果。

①省（部）级成果奖第一至第五完成人。

一等奖：15～11分（最低6分）。二等奖：10～6分（最低5分）。三等奖：8～4分（最低3分）。其他完成人顺序以此类推。

②厅级成果奖第一至第五完成人。

一等奖：10～6分（最低5分）。二等奖：8～4分（最低4分）。三等奖：6～2分（最低2分）。其他完成人顺序以此类推。

（5）出版医学著作：每编写1000字授予1学分。

（6）出国考察报告、国内专题调研报告：每 3000 字授予 1 学分。

（7）发表医学译文：每 1500 汉字授予 1 学分。

（8）由单位组织的学术报告、专题讲座、技术操作示教、手术示范、新技术推广等：每次主讲人授予 2 学分，参加者授予 0.5 学分，全年所获得的该类学分，最多不超过 8 学分。

（9）临床病理讨论会、多科室组织的案例讨论会、大查房：每次主讲人可授予 0.5 学分，参加者授予 0.2 学分。参加者全年所获得的该类学分，最多不超过 8 学分。

（10）学术会议：按表 2-7 中的标准计算学分。

表 2-7　按参加学术会议类别及作者顺序计算学分方式（单位：学分）

会议类别	第一作者	第二作者	第三作者
国际会议	8	7	6
全国会议	6	5	4
行政区级会议	5	4	3
省级会议	4	3	2

注：①在会上宣读论文者，按上述标准给分，书面展出和摘要等的作者，授予总分 2 学分，仅列标题者授予总分 1 学分。②Ⅱ类学分由单位主管继续医学教育部门负责审核，各地市卫生健康主管部门负责监督。③其他作者顺序可以此表类推。

（11）现代远程继续医学教育学分。

远程继续医学教育学分的授予，按该项目所属项目级别及其授分标准执行；编制远程教育课件的项目，按该继续医学教育项目所属级别及其管理规定授分。

（四）学分验证

（1）广西继续医学教育委员会办公室负责进行学分验证，核实学分是否真实有效。

（2）继续医学教育证书的验证每年进行 1 次，每年 12 月 31 日前完成当年学分验证工作。

（3）年度继续医学教育学分统计起止时间为 1 月 1 日至 12 月 31 日；年度继续医学教育学分审核工作截止时间为翌年的 1 月 31 日，超时不得再进行修改和审核。

八十四、护理人员岗前培训管理制度

（1）护理部对新进入医院人员（新入职护士、实习生、进修护士）需进行岗前培训。各病区还包括对返岗人员（院内转科、长期病假、事假、产假的人员）进行岗前培训。

（2）新进入医院人员及返岗人员须经岗前培训及评估考核后方可进入临床或独立上岗。

（3）培训的内容：医院、护理部组织架构，护理队伍概况，相关法律法规，制度职责，职业安全防护，患者安全，护士礼仪，急救护理技术，基础护理操作培训，等等。

（4）各病区根据科内相关管理规定、病区环境、工作流程、岗位制度、工作职责及相关操作规程、用药安全、职业暴露预防、护理文件书写专科要求安排培训。

（5）根据不同层次护理人员、不同专科护理要求安排后续培训。

八十五、新入职护士规范化培训制度

（1）在主管院领导的领导下，由护理部继续教育管理委员会全面负责医院新入职护士规范化培训的管理工作。

（2）依据国家于2016年印发的《新入职护士培训大纲（试行）》，结合我院实际情况制定《新入职护士规范化培训手册》，根据培训要求拟定相应计划并组织实施，检查、督促教学计划的完成。

（3）规范化培训主要针对从事护理工作2年以内的护士，主要包括各护理院校应届毕业新入职护理岗位的临床护士、进入我院临床护理工作经历少于2年的临床护士及规范化培训综合考核不合格者。

（4）护理部负责每年新入职护士规范化培训岗前培训及临床实践安排和管理，分为基础培训和专业培训2个阶段，根据实际情况进行具体安排，时间为24个月。

（5）定期组织召开规范化培训会议，监督检查规范化培训计划落实情况，科室具体规范化培训安排、带教、考核、出科鉴定等工作，及时解决培训中存在的问题，加强培训管理，不断提高培训质量。

（6）接收规范化培训的临床科室及护士长必须高度重视规范化培训工作，按《新入职护士规范化培训手册》大纲要求完成本专业相关培训与考核；护理单元要选拔具有良好职业道德、综合素质规范、专业知识及技能扎实，主管护师以上人员担任带教工作。

（7）培训结束后实施的专业考核，包括理论知识、操作技能考核及临床实践能力考核，由护理部组织考核。

（8）规范化培训护士的管理。

①规范化培训护士由护理部和临床科室共同管理。培训期间护士应严格遵守医院规章制度和《新入职护士规范化培训手册》相关规定，服从护理部及科室的安排，按培训内容及要求完成规范化培训，并认真书写《新入职护士规范化培训手册》。

②规范化培训期间怀孕者，应及时汇报护理部，护理部将暂停该护士的规范化培训并安排该人员返回定科的临床科室，待哺乳期结束后再继续完成规范化培训。

（9）规范化培训结束，按规定返回定科的临床科室继续工作。

八十六、护士在职继续教育培训与考评制度

（1）试用期护士完成相关培训，并经考核合格方可签约。

（2）护理人员签约后进入在职继续教育。

（3）护理部、大科及科室每年制订护理人员培训计划。

（4）科室组织业务学习每月 1～2 次，并做好相关记录。

（5）大科组织业务学习每季度不少于 1 次，并做好相关记录。

（6）护理部组织业务学习每月不少于 2 次，并做好相关记录。

（7）全院业务学习实行签到制度及记分制度，学分授予参照《广西继续医学教育学分管理规定》执行。

（8）科室成立考核小组，对护士的业务知识、操作技能等进行阶段评价及考核。

（9）业务学习纳入每季度护理质量检查内容，学习效果与绩效考核挂钩。

（10）护理部结合发展需要组织全院护理相关知识考试，要求人人达标。

八十七、护理管理人员培训制度

（1）护理管理人员，每年参加省级以上学术交流 1～2 次。

（2）参加各种形式的业务学习，侧重于新业务、新技术及专科新进展、护理质量管理、教学、科研的培训。

（3）参加护理部每年举办的护理管理培训，学习管理理论，提高管理水平。

（4）护理部有计划安排护理管理人员到国内外参观学习或研修。

（5）护理管理人员外出培训后及时汇报学习心得。

（6）不定期在护士长会上推出管理新亮点对管理者进行培训。

（7）护理部根据学科发展选送有良好群众基础的优秀骨干作为管理后备人才库人选，推荐参加省级护理管理培训班的学习，参加护士长会进行培训，到护理部、ICU、急诊科轮转。

（8）对新护士长实施岗前培训，帮助其尽快适应管理岗位需求。

（9）继续教育学分达到 25 分以上。

八十八、护理人员外出进修学习制度

（1）在主管院领导的领导下，由组织人事科负责，护理部协助，负责护理人员外出进修学习的管理工作。

（2）根据学科建设规划、各专科的特点及人才培养需要，有计划地选派综合素质好并有培养潜力的护理骨干人才外出进修学习，培养专科和技术骨干。

（3）护士长应对本临床科室外出进修学习人员统筹安排，必须保证正常的护理工作不受影响。

（4）所选派的进修单位应为区外省级及以上，具有相应优秀专科或有相关优势技术领域的三级甲等医院或科研院所。外出进修学习时间须满1个月及以上（不含护理人员外出专科培训、教师各类师资培训及其他培训班）。

（5）外派进修学习的护理人员须为本院在编或聘用制已聘员工，取得护师及以上职称，到院工作满3年。

（6）本年度进修必须有年度进修计划及进修经费预算。科室应根据组织人事科所发布进修计划申请通知，提前制订科室年度进修计划，医院将统筹安排好进修经费预算。无年度进修计划的职工个人，原则上不予安排外出进修。

（7）医院应按技术职称为护士提供每年外出进修学习的时间，鼓励护士外出进修学习，并做到学习前有任务交代，学习结束2周内将学习心得及结业证书扫描件上交护理部，并汇报讲课或推广运用总结报告。外出进修学习获得的资料属于公共财产，应上交护理部，供护理人员共享。

（8）护士长外出进修学习及参加专科护士培训，提出外出期间临床科室护理工作负责人选，报护理部审核。

（9）各专科选送护士长或护士外出进修学习时，护士长或护士须向其上级申报。对于参加学习需占用工作时间者，参照医院有关规定执行。

（10）参加进修学习或专科护士培训须提前在OA系统和人力资源管理系统上提出相关申请，经科室签署意见后递交相关部门及分管院领导审批，审批通过后方可外出参加继续教育。

八十九、护理人员外出交流学习制度

（1）在主管院领导的领导下，由护理部负责护理人员外出交流学习的管理工作。

（2）选送综合素质好并有培养潜力的护理骨干人才到国内外先进单位，交流学习本专业领域内新业务、新技术、新进展等，及时了解专业领域发展趋势和最新动态，开阔高技能人才成长视野。

（3）护士长应对本临床科室外出交流学习人员统筹安排，必须保证正常的护理工作不受影响。

（4）外派进修学习的护理人员须为本院在编或聘用制已聘员工，取得护师及以上职称，且到院工作满2年。

（5）科室应按技术职称为护士提供相应外出交流学习的机会，鼓励护士外出交流学习，并做到学习前有任务交代，学习结束2周内将学习心得上交护理部，并在科室或全院汇报学习收获，在本专科推广相关护理技术。

（6）护理部主任及副主任每年至少参加2次全国性护理管理会议；科护士长每年选择参加相关的全国性护理管理会议1次；科室每年分别选派2名护理骨干参加全国性相关专科学习会议或培训及区内相关专科学习会议或培训。

（7）外出交流学习须提前在OA系统上提出申请，经科室签署意见后递交护理部，护理部审核通过提交分管院领导审批，审批通过后方可外出交流学习。

九十、护理新技术、新业务准入管理制度

（1）成立护理新技术、新业务准入领导小组。

（2）凡是近期国内外医学领域具有发展趋势、在院内未开展和未使用的临床护理新手段被确认为护理新业务。

（3）开展护理新技术、新业务的科室必须认真填写护理新技术、新业务项目申请表。科护士长及科主任签署意见后报护理新技术、新业务准入领导小组审批。

（4）护理新技术、新业务准入领导小组审核、评估，充分论证并同意准入后，报请院相关部门审批。

（5）护理新技术、新业务经审批后必须按计划实施，制订相关培训内容、方式并有对护士的培训、考核记录。

（6）护理新技术、新业务开展前及准入实施后，临床应用时要严格遵守患者知情同意原则并有记录。

（7）护理新技术、新业务准入领导小组定期对护理新项目进行检查考核，新项目负责人应定期上交新项目实施情况的书面报告。

（8）对护理新技术、新业务有关资料、项目总结、论文要妥善保管，作为科技资料存档。

（9）护理新技术、新业务在临床应用后及时制订操作规程、护理常规及考核标准并列入质量考核范围。

九十一、进修护士管理制度

1. 我院接收护理进修人员条件

具有中专以上学历，从事相应专业临床护理工作 2 年以上。

2. 进修申请流程

（1）采取单位推荐、护理部审核相结合的方法，择优录取。对于边远省（区、市）和少数民族地区的进修人员在录取时可给予适当照顾。凡拟来我院进修人员，须填写我院进修申请表，经护理部审查合格后择优录取。

（2）进修护士收到我院发放的进修录取通知书后，在规定时间内到护理部报到。

（3）医务部及护理部为来我院进修人员安排岗前培训，并介绍医院规章制度及护理学科建设。

3. 进修人员监督和管理

（1）进修前必须接受岗前培训，包括医院规章制度、护理病历书写指导和管理规范等内容。

（2）进修期间应统一着装，遵守我院各项规章制度，坚守工作岗位，服从科室工作安排，规范服务，不得利用工作之便收受钱物，一经发现按医院有关规定处理并通知原单位。学习期间无探亲假、寒暑假、教学假，不得在工作时间内到院外参加各种会议。平时不准攒假休息和私自换班，有特殊情况可请事假。进修人员因病休假须持有本院医师开具的病假单。因病、事假耽误的学习时间，在进修期满后不顺延。请假超时不归者按终止进修处理。

（3）进修人员的进修科目和时间按照进修计划执行，不得任意变更进修专业和延长进修时间，如中途调回本单位或根据本单位工作需要变更专业、缩短或延长进修时间者，须经原单位来函说明情况，根据接收科室工作安排协调后办理手续。

（4）进修护士无论在原单位任何职称，在我院进修期间均按低年资护士管理，遵照医院相关护士管理制度，工作中遇到疑难问题，应及时请带教老师指导，以防止差错事故发生。

（5）进修人员产生护患矛盾时的处理。

①因服务态度不好，患者投诉情况属实者：第一次给予警告；第二次记录在本人鉴定上，留院查看 2 周；第三次退回原单位。

②无论何种原因引发护患矛盾或产生纠纷，患方要求解决问题的，进修护士要参与处理，直至解决。

③工作期间，在本院带教老师指导的情况下出现的医疗差错、纠纷，视情节轻重给予相应处理。在没有请示和带教老师指导的情况下，违反医院制度私自处理患者出现的医疗差错和医患纠纷由当事人负直接责任，违反法律的承担法律责任。

④凡患方投诉或出现护患纠纷有赔偿情况的，视当事人引起纠纷的缘由、事态程度及认识态度，根据医院医患纠纷处理制度给予相应经济责任。

⑤任何科室或个人不得私自安排进修护士进修学习。

4. 进修护士职责

（1）患者入院后，进修护士对患者作自我介绍，及时评估患者病情、查体并向带教老师及主管医师报告患者情况；在带教老师的指导下严格按护理规章制度和技术操作规程完成各项护理措施及日常护理工作。

（2）进修护士须分管6～8张床位，并按要求进行各项护理评估及书写护理记录，书写质量作为结业考核内容之一。

（3）进修护士接班后及时巡视患者，对危重症患者重点观察，并做好接班护理记录。下班时，应与接班护士进行交班，交班时应与接班护士一起巡视病房，对危重症患者要进行床前交班，并按要求填写交班记录。

（4）按相关专业完成学习计划，进修期间必须完成护理部安排的学术讲座。

（5）进修期间做好医院感染管理工作，必要时参加公共突发事件的抢救工作及政府的指令性工作。

（6）进修期间因故需离岗时，必须按进修请假制度要求进行请假，获得批准并备案后方可离岗。

5. 进修护士请假规定

（1）进修学习期间不得迟到、早退、无故旷工。未经批准缺岗者按旷工处理，退回原单位。

（2）凡请事假者，必须由选送单位主管部门出函请假，经科室护士长审核批准后在《进修学员手册》请假处签字并送护理部审核签字备案。其他形式的请假一概无效，否则按旷工处理。期满后须报备进修科室及护理部销假；对逾期不归者按旷工处理。

6. 进修护士结业规定

进修结束期满后填写《进修学员手册》，由带教老师、病区（科室）护士长讨论后作出评语，鉴定、考试考核合格者发给结业证书。有下列情况之一者不发给结业证和结业鉴定：

（1）不请假擅自离院者，退回原单位。

（2）进修3个月以下，请病、事假累计达到7天者；进修半年，请病、事假累计达10天者；进修1年，请病、事假累计达半个月者。

（3）因护理记录导致出现丙级病历1次者或出现乙级病历2次者。

（4）不按期完成进修计划，随意更换轮转专业者。

（5）因服务态度不好或工作责任心不强，违反医院规章制度造成医疗事故、差错或引起医疗纠纷者。

（6）道德品行不端，触犯《护士条例》及《治安管理处罚条例》者。

7. 进修期注意事项

（1）对患传染病、慢性疾病或处在结婚、怀孕、哺乳期等时期的护士以及在进修期间有晋升、调动、考试、上学等特殊情况者，建议暂停进修学习。

（2）进修人员在我院进修期间接触 X 线、传染病、值夜班等，科室负责人开具证明，进修期满后将该证明拿到护理部盖章。

（3）进修期满应及时办好离院手续，离院手续不办妥，不予办理进修结业证。

（4）护理部统一管理进修护士的教学工作。各科室由护士长负责，安排有临床经验的护士进行教学指导。各科室应做好进修人员轮转工作，每月至少开展 1 次业务讲座或护理查房等，并做好记录。

九十二、护理学教研室工作制度

（1）严格按照广西医科大学及第一临床医学院教学计划规定，组织护理学教研室教学工作。

（2）根据理论课教学大纲以及实习计划，指定带教老师，分配带教任务，保证教学工作的正常开展。

（3）负责指导、监督临床理论课程的完成情况，做好考试命题、阅卷，对考试结果进行分析并提出改进意见。

（4）负责学生的临床见习、毕业实习的具体安排工作，有计划地组织好实习生岗前培训、教学示范性授课、示范性护理查房、专题讲座等教学活动。

（5）严格实习纪律，认真执行实习生考勤制度，根据实习生的表现及时批评教育或表扬，实事求是地做好学生实习评语及成绩评定。

（6）定期检查老师带教和学生实习情况，及时发现和解决存在的问题，做好教学质量评价、总结、反馈及整改等。定期开展形式多样的教学研讨会，讨论教学中存在的问题并提出解决问题的办法和建议，通过集体讨论、集体备课，确定教学中的重点、难点。

（7）定期召开学生和教师座谈会，探讨教学方式，总结和交流教学经验，促进教学相长。

（8）加强教师队伍建设，培养中青年教师教学能力。认真执行听课、试讲等制度。

（9）积极开展教育研究，鼓励教师申报教学科研课题，推动教学改革，提高教学质量。

（10）每年对教师工作进行统计、分析、评估，做好教学工作总结。

（11）加强教研室常规档案管理和保存。

（12）协助上级部门开展各种教研室活动，完成上级部门交办的其他教学任务。

九十三、护理学教研室听课制度

为进一步加强教学管理，掌握教学情况，及时发现和解决教学工作中出现的问题，促进教学质量的提高，特修订以下听课制度。

1. 听课目的

通过听课，了解教师的教学态度、授课内容、教学方法、讲课能力、教学效果、教书育人及学生学习情况、学风以及后勤服务保障等，以便指导和改进工作。同行教师听课属学习性听课，教师通过听课与同行交流教学技能与经验，有效提高自身授课水平。

2. 听课人员及时间要求

（1）教研室正、副主任每人每学期听课 2 次以上，同时教研室负责人必须了解本科室所有教师的教学情况。

（2）同行教师：学期内承担教学任务的任课教师，每人每学期听课 2 次以上。涉及教师教学能力考核的听课要求，依照《广西医科大学老师教学能力培养考核工作条例（2019 年修订）》执行。

3. 听课组织与实施

（1）听课人员听课后及时填写教师授课质量评价表，或登录广西医科大学教学质量实时监控系统进行网上评教，对课堂教学情况进行分析，并与任课教师交换意见。

（2）如在听课过程发现急需解决或改进的问题，及时向有关部门或教评中心反馈。

九十四、护理学教研室教师试讲制度

试讲是师资队伍建设和教学管理工作的重要环节之一。根据教育部有关进一步深化本科教学改革全面提高教学质量的文件精神，为保证师资水平，提高教学质量，制定护理学教研室教师试讲制度。

1. 试讲对象

（1）新聘教师。

（2）脱离本专业工作或停课 2 年以上，重新开课的教师（主管护师及以下职称者）。

（3）其他需试讲人员。

2. 试讲组织

试讲工作由教研室分管教学主任负责，由 3 名以上教学水平较高、经验丰富的教师组成听课小组参加听课，可邀请上级教学管理人员及相关学科的资深教师参加。

3. 试讲要求

（1）试讲内容由教研室确定，内容难度适当，提前 1～2 周通知试讲者。

（2）试讲者应预先写好教案，并于试讲前将教案复印件 1 份交听课小组。

（3）试讲按常规上课的要求进行，讲课时间一般在 1 节课以内。

（4）各科室可根据本专业课程教学情况，对试讲者确定具体要求。

4. 试讲评价

（1）参加试讲听课人员，应按听课类别（理论课或实验、见习课）认真填写广西医科大学教师授课质量评价表，并按表中的评价指标对试讲教师的讲课情况进行客观公正的量化评价。

（2）试讲结束后，听课小组要集中进行评价，写出综合意见并反馈给试讲者。

（3）试讲不合格者不能上课或开新课。试讲 2 次以上被认定为不合格不能胜任教学工作者，不能聘为教师。

九十五、护理学教研室集体备课制度

为完成教学大纲和教学计划要求，提高教师的教学水平和教学质量，制定护理学教研室集体备课制度。

1. 目的和意义

（1）集思广益，互相学习，充分发挥集体智慧，齐心协力，共同提高护理教学水平。

（2）掌握教学进度，统一教学要求，使全体教师密切配合，步调一致搞好教学工作。

（3）培养青年教师，提高教师教学能力，形成严谨治学的良好教风。

2. 集体备课内容

（1）明确教学进度，按照教学大纲要求熟悉讲授章节的教学目的、要求、重点、难点等，研究提高教学质量的方法和技巧。

（2）落实课前的各项准备工作，包括教具、课件、案例、教学设备等。

（3）讨论教材讲授章节有无适量增加的前沿进展内容或应删除的陈旧内容，确保传授知识的先进性、科学性、准确性和客观性。

（4）及时对上一阶段教学情况进行集体讨论和总结，推广好的经验，发现存在问题，为下一阶段教学工作的开展提供指导性思路。

3. 集体备课的组织和要求

（1）由课程负责人主持，要求有详尽的讨论记录。

（2）集体备课一般每学期安排至少 3 次，讨论课堂教学与具体的课前准备等。

（3）参加集体备课的教师要事先做好充分准备，按时出席，踊跃发言。

九十六、护理教学检查制度

教学检查是全面了解教学情况，及时解决教学工作中存在的问题，促进教学改革，提高教学质量的重要措施。为进一步加强教学管理，完善教学质量监控体系，确保教学工作有序、高效运转，特制定本制度。

（一）教学检查的目的与意义

开展护理教学检查是依据相关教学管理规章制度、教学管理目标和要求、教学质量标准，对护理教学情况进行检查，了解教学效果及教学目标的实现情况，及时发现并妥善解决教学工作中存在的问题，切实保证和有效监控教学各环节的质量，不断改进教学和管理水平。

（二）教学检查的组织形式

由护理教学管理委员会组织。

（三）教学检查的形式和内容

1. 听课评价

包括同行教学听课评价和各类管理人员听课评价，按照《广西医科大学听课制度》执行。

2. 专项检查

（1）实习前教学检查：每学期实习生进入临床之前检查。包括带教教师资格审核与认定，各带教科室教学安排、教学计划及试讲、集体备课等情况。

（2）实习期间教学检查：深入了解学生实习及教师的带教情况。包括小讲课教案、课件，试讲记录，护理教学记录本等。

（3）实习结束前检查：重点检查各科教学计划落实情况、教学效果，召开学生及教师座谈会。

（四）教学检查情况的处理

每一环节的教学检查，均要进行全面部署并总结，结果反馈给科室或个人，并在一定范围内通报。对于发现的问题及时向相关部门汇报，确保教学工作顺利运行，体现以学生为本的教学理念，不断提高教学质量和管理水平。

九十七、护理专业实习科室及带教老师资质要求

1. 本科实习科室资质

（1）科室团队氛围好，教学意识强。

（2）重视教学，认真落实各项教学制度。

（3）历次教学活动及教学检查中成绩优良。

（4）历次学生、老师评价反馈良好。

（5）实习计划完成较好，并能及时总结、反馈。

（6）科内应具有 3 名及以上符合本科带教老师资质的护理人员。

2. 本科实习带教老师资质

（1）具有本科及以上学历、护师及以上职称（或具有专科学历、主管护师及以上职称）。

（2）具有 5 年及以上临床工作经验（硕士及以上学位者具有 2 年及以上临床工作经验）。

（3）具有扎实的专业基础知识及专科技能。

（4）责任心强，乐于奉献，团结协作。

（5）热心教学，能经常与导学辅导员取得联系，共同指导学生。

（6）身体健康，有高校教师资格者优先。

3. 大专实习科室资质

（1）科室团队氛围较好，教学意识较强。

（2）实习计划完成较好，并能及时总结、反馈。

（3）科内应具有 2 名及以上符合大专带教老师资质的护理人员。

4. 大专实习带教老师资质

（1）本科及以上学历、护师及以上职称（或具有专科学历、主管护师及以上职称）。

（2）有 4 年及以上临床工作经验（硕士及以上学位者具有 1 年及以上临床工作经验）。

（3）具有较扎实的专业基础知识及专科技能。

（4）责任心强，热心教学，乐于奉献，团结协作。

（5）身体健康，有高校教师资格者优先。

5. 研究生带教老师资质

（1）拥护党的基本路线，热爱护理教育事业，学风正派，治学严谨，能为人师表，认真履行临床护理教师职责。

（2）具有中级或中级以上职称，本科学历者要求 10 年以上临床工作经历，研究生学历者要求 5 年以上临床工作经历；有 2 年以上临床专科实践经验。

（3）熟练掌握基础护理理论和操作技术，掌握本专业专科护理理论及操作规程，具有良好的教学指导、组织能力以及口头和书面表达能力。

（4）掌握一定的教学技能，能运用教学技巧对学生进行护理理论教学和临床实践教学。

（5）愿意参与临床教学。

6. 教学护士资质

（1）具有所带教层次的带教老师资质或具有高校教师资格证。

（2）具有本科学历、主管护师及以上职称。科室教学护士应具有 3 年及以上临床带教经验；大科教学护士应具有科室教学护士 2 年及以上经历。

（3）有较强的组织协调能力，能协助护士长做好教学管理工作。

（4）具有硕士学位者优先。

7. 见习课教师资质

（1）具有高校教师资格、主管护师及以上职称，或副主任护师及以上职称者。

（2）具有一定教学经验，课评良好。

8. 带教资格取消

学生普遍反馈带教效果差，或发现有不认真履行带教职责行为的，经教学管理委员会讨论审核，取消其带教老师资格。

九十八、实习生教学管理规定

根据护理毕业生实习计划及大纲的目的与要求，为提高临床护理实习质量，明确实习生的责任及义务，特制定本规定。

（1）遵守医院的各项规章制度，服从医院和学校实习管理部门的管理。

（2）明确学习目标，端正学习态度，虚心向老师学习，提高实习的主动性，正确处理好师生及护患之间的关系。

（3）参加护理部组织的岗前培训。认真阅读实习计划，按照实习计划要求，按时完成实习任务。

（4）具有良好的医德医风及全心全意为人民服务的思想，培养"耐心、细致、严肃、认真"的工作作风和实事求是的工作态度，注意仪容仪表、文明用语、微笑服务等，做到让患者满意，无患者投诉。

（5）按时参加医院、科室组织的业务学习，如小讲课、护理查房、学术讲座等；积极参加医院和学校组织的各项活动。

（6）严格遵守各项操作规程，在带教老师的指导下进行操作，未经允许不得擅自操作，严防差错事故发生。如擅自操作出现差错事故，应立即汇报老师，并由本人承担相关责任。

（7）重视基础护理及生活护理，每天早上提前 15 分钟参加晨间护理（有特殊要求的按科室规定执行）。在老师的指导下正确执行各项医嘱，熟悉并掌握护理文书的书写。

（8）爱护公物。损坏或丢失物品按实习医院的规定由个人赔偿。不利用工作之便私拿医院药品及其他办公用品，违者按医院及学校相关规定处罚。

（9）服从科室安排，同学之间不能随便调班。未经同意，法定节假日及双休日不予调休、积休。无迟到、早退和无故缺勤现象。

（10）实习期间原则上不准请假，如有特殊情况，必须向病区（科室）护士长申请，经学校实习管理部门和护理部同意后方可准假，事假每次不得超过 3 天。请病假、事假需补实习；缺勤、旷工等按学校有关规定执行。

九十九、护理本科学生实习管理及考核办法

1. 目的与要求

毕业实习是护理专业教学过程的一个重要组成部分，是学生从理论联系实际、巩固提高所学基础理论和专业知识的必须过程。通过临床实践，培养学生良好的医德医风和严肃认真的工作作风；培养学生理论联系实际，独立思考、解决问题的能力，熟练地掌握基本的护理技能及专科操作技能。

2. 护理本科学生实习期间组织纪律管理规定

（1）实习生应遵守医院作息制度，必须按时出勤，不得迟到、早退、旷课，由带教老师每天考勤。实习期间不准擅自离开工作岗位，如有特殊原因需离开工作地点，须事前经带教老师同意。

（2）实习期间学生一般不准请假，如特殊原因需请假，均需向学校提出申请，由学校实习管理部门出具批假函，经护理部及实习病房备案后方可准假，假满应按时返回医院，完成销假手续，按规定补足实习，无补足实习科室成绩不予记分。凡弄虚作假及未办理请假手续而擅自离开岗位者以旷课处理。

（3）实习生无寒暑假，且休息期间原则上原地休息，如有特殊原因需离开南宁市，应办理请假手续。

3. 护理本科学生实习职责

护理本科学生实习期间，应在带教老师的指导下，完成以下学习内容：

（1）负责 3～5 张病床患者的护理工作，包括给予患者整体护理、检查项目跟进、病情观察、心理护理、饮食指导、特殊护理等。

（2）对每位新入院患者应全面认真进行入院评估，根据存在问题制订护理措施。每天完成所管患者的晨间护理和治疗、检查等基础护理和专科护理，特殊操作在老师的指导下完成。

（3）对患者/家属进行健康指导及出院指导。

（4）参加护理教学查房、小讲课、学术讲座、疑难病历、死亡病历的讨论。

（5）严格执行各项护理制度（查房制度、医嘱执行制度、分级护理制度、护理文件书写制度、消毒隔离制度等）。

（6）实习期间遵守医院、病房的规章制度，服从工作安排，坚守岗位。

（7）实习期间尊敬师长，虚心求学，团结互助。

4. 护理本科学生实习教学管理

（1）护理学教研室由 1 名副主任主管具体工作，实行三级管理制度，即护理学教研室—大科—病区，大科、病区分别设临床教学护士 1 名。

（2）各科室根据自己的实际和教学任务制订科室的教学计划，其中包括实习生应完成的基础护理操作指标、带教老师小讲课内容、专科操作示范项目、应掌握的专科疾病相关知识

以及相关考试的时间安排等。

（3）教研室组织进入临床前的岗前培训，内容包括仪表仪态、言行举止、实习期间的纪律问题、医院的相关制度及医疗安全教育。实习生进入各科室时，护士长或临床教学老师进行入科教育，内容包括科室环境、物品的放置情况、人员配备及科室护理工作特点等。

（4）在带教的过程中，各带教老师先示范各项操作，然后再由学生进行操作，在"放手不放眼"的前提下，尽可能地为学生提供更多的操作机会。在学生完成操作后，带教老师及时对实习生的操作进行点评，指出其不足之处。

（5）教研室定期组织护理教学查房或小讲课，对教学工作进行评估、考核、信息反馈，及时了解实习生在临床工作中的表现和各带教老师工作的完成情况，解决带教老师在带教中存在的疑点和难点。

5. 考核办法

出科考核的时间安排在学生每个轮转科室实习最后1周，内容包括实习科室常见的护理操作技能以及学生在规定的时间内运用护理程序对患者实施整体护理的能力。同时，针对实习生在纪律、服务意识等多方面进行客观真实的评价，由护士长及带教老师在实习生鉴定表上做出评定。每一批护理本科生实习结束时，护理部召开实习生座谈会，听取学生对教学的意见和建议。对带教老师进行评价，包括带教态度、工作态度、技术操作、仪表修养和带教能力等，并以此为基础，评出每年的"优秀临床带教老师"，激励各位带教老师不断进步。

一百、临床护理教学查房规范

1. 护理教学查房的目的

加深学生对疾病临床知识的理解，培养学生将护理程序系统化地应用到临床护理工作中，理论联系实际，使学生掌握常见病、多发病的护理，提高临床护理技能及临床思维能力。

2. 护理教学查房的程序

（1）主持教学查房的教师事先选择好典型病例，定好查房时间，让实习生做好准备。

（2）查房老师站在患者右侧，汇报病史的实习生站在患者左侧，面对老师，其余参加者站在周边。

（3）由主管病床实习生面对老师简明扼要地汇报病史（包括患者姓名、年龄、职业、入院日期、主诉、简要病史、体格检查及实验室、器械检查结果）。

（4）查房教师示范询问病史及护理体格检查，突出专科特点及与本病有关体征，纠正同学体格检查中的错误。

（5）病历讨论在教室进行，由查房老师主持，实习生根据相关辅助检查及护理评估的资料，找出护理问题，制订护理措施，其他实习生进行讨论，提出不同意见。

（6）查房老师最后进行小结，对病例进行综合分析、讲解。查房过程中，就该病的基本概念、理论等进行深入浅出地提问，将思政内容融入专业课教学过程中，使学生树立正确的世界观、人生观、价值观，促进学生全面发展。

3. 护理教学查房的要求

（1）查房老师资格：应由本科及以上学历、主管护师及以上职称人员担任。

（2）查房方法：结合本专业特点，运用启发式、讨论式方法查房。

（3）查房数量及时间：承担本科实习教学的科室，每周安排1次教学查房，每次40～60分钟。

一百○一、专科护士管理规定

专科护士是指在某一特殊或者专门的护理领域具有较高水平和专长的专家型临床护士。根据《全国护理事业发展规划（2021—2025年）》要求，为加强我院专科护士的管理，最大限度地发挥专科护士职能，解决临床护理问题，提升医院护理专业水平，特制定本制度。

（1）取得广西专科护士培训合格证书或省级及以上卫生健康行政主管部门认可的专科护士资格证书的专科护士，负责本专科护理工作。

（2）掌握本专科危重症患者的救治原则与急救技能，在突发事件及危重症患者救治中发挥重要作用。

（3）掌握本专科领域护理新理论、新知识、新技术和新进展，每年至少参加省级及以上护理或相关专业继续医学教育项目学习1次。

（4）参与专科危重病例、疑难病例讨论，评估分析患者的护理问题，针对护理问题制订护理计划与措施、评价护理效果。

（5）参与院内专科护理会诊，提出专业性的处理指导意见，解决专科护理疑难问题，并跟踪病例护理的进展情况。

（6）参与专科护理质量管理，正确运用质量管理工具进行质量管理。组织或参与专科护理小组年度计划的制订以及专科护理常规和作业指导书、护理质量评价标准的修订与完善。

（7）关注学科发展，加强专业建设，承担院内专科护理培训，每年组织1～2次相关专科护理知识讲座或小组活动。积极开展新技术、新项目，每年至少有1篇专业论文在省级及以上正式刊物发表或在继续教育学习班上交流。

（8）鼓励有条件的专科开设护理专科门诊，提供专业技术服务，履行健康教育和教育者的职能，为患者提供个性化、专业化的优质护理服务。

（9）专科护士要注重临床护理科研，取得专科护士资格证5年内申请护理科研立项1项，证书有效期内至少有1篇专业论文发表在核心期刊。

（10）取得广西专科护士培训合格证书的专科护士证书有效期为 5 年，证书持有人应在有效期满前 6 个月向广西专业护士认证委员会提出再认证申请，认证委员会组织专家对专科护士进行再认证。再认证需提供从事专科护理工作证明、继续医学教育学分证明、发表文章或投稿学术交流情况以及规定的其他材料。

一百〇二、专科护士培训管理制度

为进一步加快护理事业发展，满足人民群众健康需求，根据全国卫生与健康大会会议精神及《全国护理事业发展规划（2021—2025 年）》，特制定本管理制度。

（一）指导思想

深入贯彻新时期卫生与健康工作方针，牢固树立和贯彻落实创新、协调、绿色、开放、共享的新发展理念，以人民健康为中心，以全面深化改革为动力，以社会需求为导向，完善护理管理制度，加强护士队伍建设，提高护理服务质量，促进护理事业与社会经济协调发展，不断满足人民群众的健康服务需求。

（二）工作目标

以专科发展为引领，提高专业技术水平，大力发展专科护理。有计划、分步骤地在危重症医学科、急诊急救、血液净化、手术室、肿瘤护理、糖尿病护理、新生儿护理、助产等领域开展专科护士培训工作，培养一批"知识全、专业精、技能高"的临床护理骨干。同时，通过强化专科护士培训和管理，探索专科护士在临床护理工作中的角色定位，积极发挥其专业特长，开展护理新技术、新项目，为患者提供优质护理服务，促进护理事业健康发展。

（三）组织管理

成立专科护士培训基地管理领导小组，负责专科护士培训有关工作的研究、组织、指导和质量监督等工作。协调各专科护士培训的专业基础课和临床实践课，确保教学的规范性、同质性、先进性和实用性，保证专科护士培训质量。

（四）临床实习管理要求

1. 护理部管理要求

（1）临床实践期间学员接受广西专业护士认证委员会和专科护士培训基地管理领导小组的领导，各专科护士培训基地的护士长、教学老师具体负责和组织实施实习计划。

（2）护理部定期与学员交换意见，及时解决实践中出现的问题。

（3）实习结束前组织学员及带教老师座谈会，通过带教老师及学员的双向反馈，持续质量改进。实习结束，《实习手册》交回护理部，由护理部加盖公章后直接交广西专业护士认证委员会。

2. 实习科室管理要求

（1）专科制订详细的临床实践教学计划，并安排专人负责教学管理。带教老师应认真进行临床带教，护士长加强督促和检查，确保临床实践按期落实。

（2）临床实践带教老师基本要求：

① 5 年以上相关专科工作经历。

② 具有主管护师职称和大学专科及以上学历。

③ 具有 3 年以上临床带教经验。

④ 有较高的专科理论知识水平和丰富的临床护理经验。

⑤ 热爱护理工作，愿意从事临床带教工作，有较强的责任心，工作认真努力。

⑥ 临床总带教老师具有省级以上认证机构或中华护理学会颁发的相关专科护士资格证书。

（3）各科室自行合理安排、认真组织小讲课和护理查房、小组讨论等。

（4）带教老师对学员的实践效果及时做出评价，并在学员《实习手册》上签字。

3. 学员管理基本要求

（1）遵守医院规章制度及护理工作制度。服从护理部及科室的安排，积极参加护理部及科室安排的各项活动及学习，不迟到早退及无故缺勤等。

（2）按规定着装，仪表整洁、举止端庄、语言文明规范。尊敬老师，尊重患者，保护患者隐私，临床实习期间遵守护理部相关规定。

（3）按照实习计划要求认真完成实习任务，认真填写《实习手册》并按时上交。

（4）注意理论联系实际，积极主动、勤学好问；严格遵守各项护理技术操作规程，未经允许不能擅自操作；妥善处理医、护、患的关系。

（5）爱护医院财产，损坏物品按医院的规定赔偿，严禁私自拿医院的药品、器械设备及其他物品，未经允许不能私自拷贝医院及科室的文件。

（6）临床实习期间如发生护理纠纷、投诉和差错事故者，应立即报告带教老师及护士长，并按有关规定处理，不得擅自隐瞒。

（7）严格履行请假手续，由个人提出申请，护理部可批准学员 1 天事假，如要请假 2 天及以上，须上报专业护士认证委员会办公室。因公请假须由学员所在单位出示公函。请病假必须有病假证明，事后补疾病证明无效。病事假超过 2 天者需补实习。

（8）实习评价成绩分为优、良、合格、不合格，凡实习期间无故缺勤超过 1 天者不能评"优"。

（9）下列情况之一实习评价成绩评定不合格：

① 培训期间，违反国家法律法规、严重违反医院的各项规章制度。

② 临床实践期间未请假擅自离岗或缺勤 3 天以上者。

③ 临床实践期间发生护理纠纷和事故者。

④ 操作、实习考核及论文评价不达标者。

一百〇三、护理信息安全管理制度

为确保医院网络和护理信息系统安全可靠运行，保障护理日常工作的正常进行，按照《中华人民共和国保守国家秘密法》《中华人民共和国计算机信息系统安全保护条例》《中华人民共和国计算机信息网络国际联网安全保护管理办法》《国家信息化工作领导小组关于加强信息安全保障工作的意见》《关于信息安全等级保护工作的实施意见》等要求，现制定护理信息安全管理制度如下。

（1）护士长、信息员负责科室护理信息系统管理。

（2）任何非本单位工作人员或非本单位授权人员不得使用医院工作电脑。经医院对口管理部门授权的人员，可在本院工作人员的监督下，按授权范围使用和维护医院工作电脑和终端设备。

（3）护士工号权限统一由护理部管理和配置，更改使用权限需向护理部申请。

（4）为确保护理信息系统信息安全，必须实行密码签名制度。个人用户名、密码、CA口令须严格保密，防止他人盗用。

（5）登录医院信息系统（HIS）、移动护理、智能药柜、PDA等各系统设备时，使用后须及时退出相应信息系统，防止他人违规操作。因个人原因失密而导致的一切不良后果，由个人负全责。造成医院重大损失的，按医院相关规定处理。

（6）不得泄露患者敏感信息数据，包括诊断、病情以及姓名、身份证号、联系方式、住址、种族、民族、宗教信仰、生物特征、医疗健康档案、账户、行踪等信息。

（7）无授权情况下，所有信息系统数据不可离开医院管理范围，不得向任何组织或个人泄露医院信息系统中的任何数据。申请查看、获取、处理非敏感数据，应按工作流程经过管理部门或院领导审批后根据授权范围使用。

（8）工作人员调离本科室时，护士长应及时将其移出本科室工作站；工作人员离职、退休时，护士长应及时报告护理部和信息中心进行账户注销，以保证系统的安全。

（9）护理信息系统软件、设备的安装、调试、故障排除等由计算机工程技术人员负责，个人不得自行拆卸、安装、调试和卸载任何软件及硬件设施。

（10）如护理信息系统发生故障，应及时向网络信息中心报告，并手工详细记录患者所有医嘱、护理记录和费用等执行信息。故障排除后，将书面信息补录入信息系统，保证系统正常运行。

（11）发现信息系统泄密事件应及时向护理部、计算机管理中心和分管领导报告，启动医院应急预案。

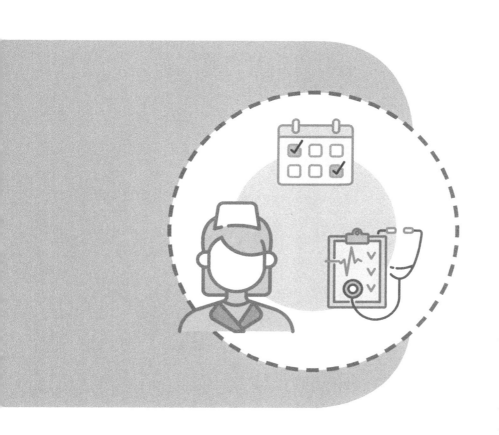

第三部分·应急预案篇

第一章　紧急状态下护理人力资源调配预案

【预案内容】

1. 本预案所指"紧急状态"，是指各种突发事件造成或可能造成社会及医院公众健康、环境安全及正常医疗秩序严重损害的重大传染病疫情、群体性不明原因疾病、重大食物中毒和职业中毒、医院感染暴发流行等以及其他影响医院正常工作秩序的状态。

2. 在紧急状态下，全院护士必须服从护理部调配和安排。

3. 凡遇到造成紧急状态的突发事件时，科室护理人员必须逐级上报，护理部接到电话或报告后，立即启动本预案。

4. 根据紧急状态的类型，分别采取不同的方式调整护理人员，如遇有重大抢救任务，配合医务部门立即通知预先成立的医院急救队成员，在规定时间内到位，并保持联络通畅。

5. 如遇有院内重大抢救任务时，护理部立即调配护理人员支援，并通知大科护士长，由大科护士长通知相关科室护士长调动在岗护理人员，并在规定时间内到位，参加救治任务。

6. 各科室护士长、护士要有全院一盘棋的观念。当某病区由于紧急状态批量抽调等造成护理人力严重不足时，护理部可抽调其他科室护士给予支援，其他科室不得随意拒绝。

【处理流程】

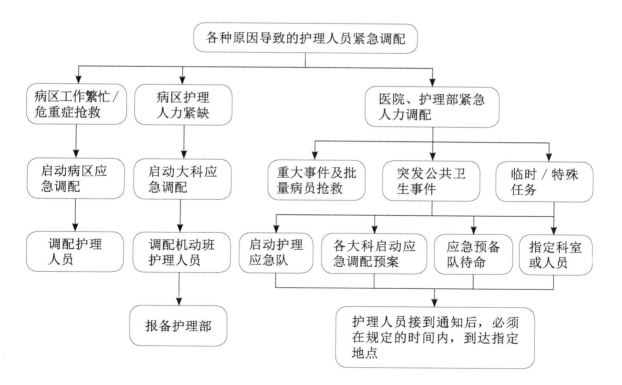

第二章　护理重点环节应急预案及处理流程

一、用药错误的应急预案及处理流程

【预案内容】

1. 立即停止用药；静脉用药者保留静脉通路，更换输液器及其他液体。

2. 报告医师并遵医嘱处理，对情况严重者给予就地抢救。

3. 观察与记录患者生命体征、病情变化和处理过程。

4. 及时报告科主任、护士长、护理部。

5. 做好患者及家属解释工作。

6. 保留药物和输液器，必要时送检。

7. 患者或家属如有异议，按有关程序对药物进行封存。

8. 填报不良事件上报系统，科内组织分析、讨论并整改。

【处理流程】

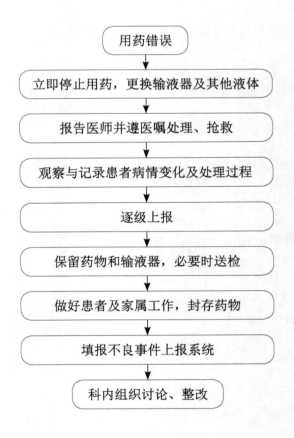

二、患者发生输液反应的应急预案及处理流程

【预案内容】

1. 患者发生输液反应时，应立即撤除所输液体，更换输液器及其他液体。

2. 报告医师并遵医嘱处理，对情况严重者给予就地抢救。

3. 观察与记录患者生命体征、病情变化和处理过程。

4. 怀疑药液/输液器污染所致时，及时报告医院感染管理科、消毒物品供应中心、护理部和药剂科。

5. 保留输液器和药液，必要时送检。

6. 患者家属如有异议，按有关程序对药液、输液器具进行封存。

7. 记录处理过程。

【处理流程】

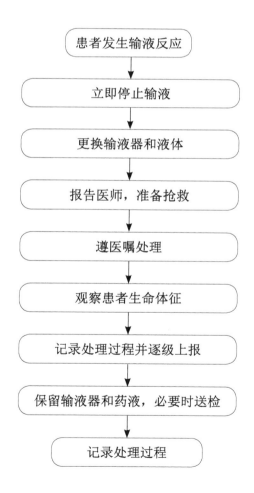

三、患者发生输血反应的应急预案及处理流程

【预案内容】

1. 患者发生输血反应时，立即停止输血，更换输血器为输液管，换输生理盐水。

2. 报告医师及护士长，遵医嘱给予抗过敏药物。

3. 保留未输完的血袋，以备检验。

4. 对病情紧急的患者备好抢救药品及物品，配合医师进行紧急救治，必要时抽血检验。

5. 密切观察患者病情变化并做好记录，安抚患者及家属。

6. 按要求填写输血反应报告单，上报输血科。

7. 患者家属有异议，按有关程序对血液、输血器具进行封存。

8. 记录处理过程。

【处理流程】

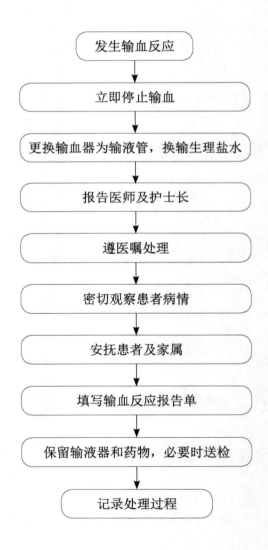

四、输液过程中患者发生空气栓塞的
应急预案及处理流程

【预案内容】

1. 发现输液器液体滴空或患者出现空气栓塞症状时，立即夹闭输液器，排尽气体或更换输液器。

2. 报告医师及护士长。

3. 将患者置左侧卧位和头低脚高位。

4. 密切观察患者病情变化，遵医嘱给予氧气吸入等处理。

5. 病情危重时，配合医师积极抢救。

6. 密切观察患者的病情变化。

7. 记录处理经过。

【处理流程】

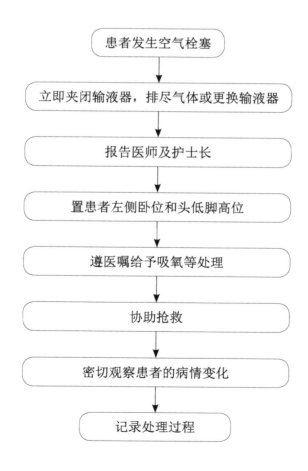

五、输液过程中患者出现肺水肿的应急预案及处理流程

【预案内容】

1. 输液过程中患者出现肺水肿症状时，立即停止输液或将输液速度降至最低。
2. 报告医师，置患者端坐位，双下肢下垂，必要时进行四肢轮流结扎。
3. 遵医嘱给氧或予 20%～30%酒精湿化给氧。
4. 遵医嘱用药，加强巡视，密切观察患者病情。
5. 记录抢救过程，做好交接班。

【处理流程】

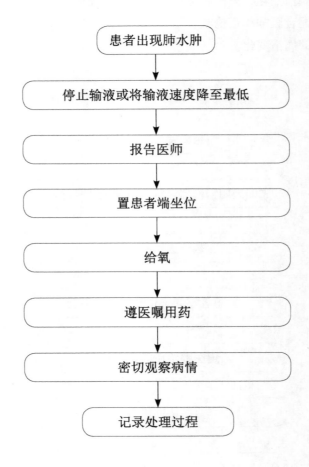

六、患者发生化疗药液外渗的应急预案及处理流程

【预案内容】

1. 立即停止化疗药液的注入，保留针头接注射器，回抽漏于皮下的药液，然后拔除针头。

2. 报告医师及护士长。

3. 遵医嘱局部封闭；24 小时内局部冰敷，加强观察，防止患者冻伤。

4. 抬高患者肢体，避免局部受压。

5. 局部肿胀严重者遵医嘱给予 50% 硫酸镁湿敷或局部用药。

6. 密切观察局部皮肤变化，做好记录和交接班。

【处理流程】

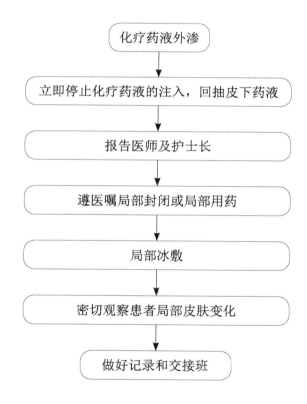

七、患者发生药物过敏性休克的应急预案及处理流程

【预案内容】

1. 患者一旦发生药物过敏性休克，立即停止使用引起过敏的药物，就地抢救，报告医师。

2. 立即平卧，遵医嘱予深部肌内注射肾上腺素 0.3 ～ 0.5 mg（14 岁以下患者 0.01 mg/kg）。5 ～ 15 分钟后效果不理想者可重复注射。

3. 给予氧气吸入，呼吸抑制时遵医嘱给予简易呼吸器人工呼吸，喉头水肿严重时给予气管插管，必要时行气管切开。

4. 迅速建立静脉通道，遵医嘱用药。

5. 心搏骤停时，应给予静脉推注肾上腺素并立即行心肺复苏。

6. 密切观察病情，患者未脱离危险前不宜搬动。

7. 记录抢救过程。

【处理流程】

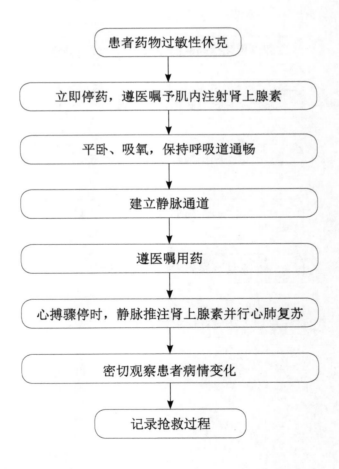

八、急诊手术应急预案及处理流程

【预案内容】

1. 患者因病情需要行急诊手术时，医师下达急诊手术通知及术前医嘱。

2. 手术室做好手术间、人员、物品的准备。

3. 病房护士根据医嘱及时完成术前准备，通知手术室接患者。

4. 患者接入手术室，核对患者身份及手术部位，迅速建立静脉通道。

5. 如果术中患者出现紧急情况，迅速落实急救措施；当班人员处理不了的，应及时向主任及护士长汇报。

6. 配合手术，密切观察病情变化，做好记录。

7. 手术结束，将患者安全转运至病房或麻醉恢复室并做好交接工作。

8. 严密观察术后患者病情，完善记录。

【处理流程】

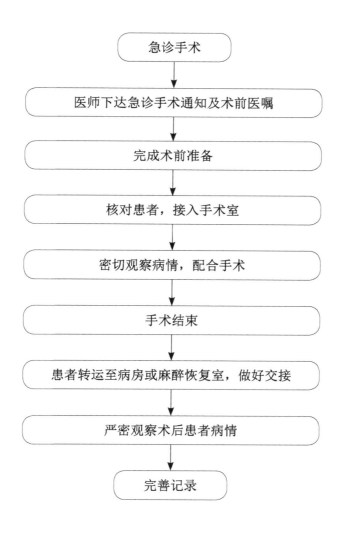

九、突发批量伤员急诊手术应急预案及处理流程

【预案内容】

　　1.接到突发批量伤员急诊手术通知后，立即开放急救绿色通道。

　　2.启动紧急状态下护理人力资源调配方案，紧急调配人员，成立抢救小组。

　　3.备好抢救物品、药品、手术间及手术器械等，了解患者到达手术室的时间，必要时通知供应室做好手术器械消毒灭菌的准备。

　　4.评估受伤人数、伤情、严密观察患者病情变化。

　　5.有序接收伤员进入手术室，核对患者身份及手术部位，配合手术。

　　6.完善记录。

【处理流程】

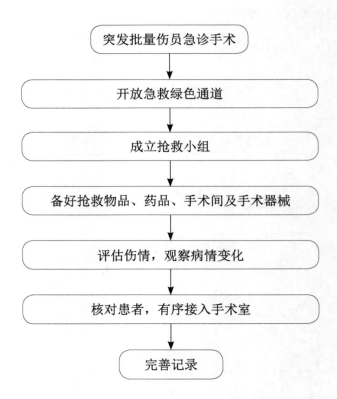

十、手术中突然停电的应急预案及处理流程

【预案内容】

1. 接到停电通知后，立即做好停电准备。备好应急灯、手电筒、呼吸机备用电源、氧气装置、简易呼吸囊等。

2. 发生突然停电，立即开启应急灯，同时查找停电原因，立即通知后勤水电组和院总值班室。

3. 关闭所有正在使用的设备电源开关。

4. 如有抢救患者使用电动设备时，启用替代动力装置或方法，如呼吸囊替代呼吸机、应急灯或外置头灯照明等，以维持救治工作。

5. 加强巡视手术间和观察手术患者的病情，维持手术室秩序及安全。

6. 供电恢复正常后，检查使用中的仪器设备，确保运转正常。

【处理流程】

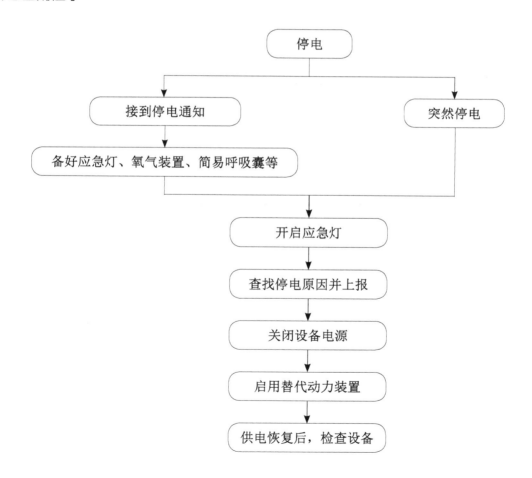

十一、患者在使用呼吸机过程中突然停电的应急预案及处理流程

【预案内容】

1. 在患者使用呼吸机时，应备好应急物品（包括简易呼吸器、氧气装置及手电筒等）。护士熟悉使用呼吸机患者的病情、应急物品放置的位置等。

2. 突然停电时，立即通知医师，观察患者面色、呼吸、心率、意识及呼吸机工作情况。

3. 当呼吸机不能正常工作时，立即停用，迅速启用简易呼吸器辅助呼吸。自主呼吸良好者，可予鼻导管给氧。严密观察患者的呼吸、心率、面色、意识等情况。

4. 立即与水电组联系，报告医务部、护理部、院总值班，迅速采取措施，尽快恢复供电。

5. 停电期间，医师、护士不得离开患者，以便随时处理紧急情况。

6. 恢复供电后，重新启用呼吸机并确认参数。

7. 记录处理过程。

注：带有蓄电池的呼吸机，在平日应定期充电，使蓄电池始终处于饱和状态，以保证在出现突发事件时能够正常运行。

【处理流程】

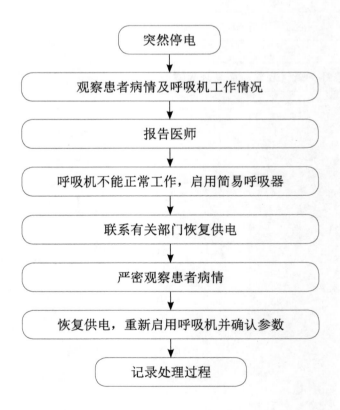

第三章 患者病情变化应急预案及处理流程

一、患者突发病情变化时的应急预案及处理流程

【预案内容】

1. 立即报告医师。
2. 备好抢救物品及药品。
3. 建立静脉通道，心电监护，密切观察病情，积极配合医师进行抢救。
4. 通知患者家属。
5. 某些重大抢救或重要人物抢救，按规定及时通知医务科或院总值班。
6. 完善记录。

【处理流程】

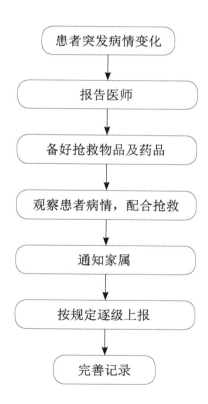

二、患者转运途中突发病情变化时的应急预案及处理流程

【预案内容】

1. 危重症患者转运需医护人员陪同并携带必备急救物品、药品。

2. 转运途中严密观察患者生命体征和病情变化，注意听取患者主诉。

3. 发现患者突发病情变化，应就地予以紧急救治，电话通知急诊科；必要时立即将患者送入最近的医疗单位实施急救。

4. 配合医师进行抢救。

5. 及时通知病房主管医师、护士长，必要时报告医务部、护理部或院总值班室，通知患者家属。

6. 完善记录。

【处理流程】

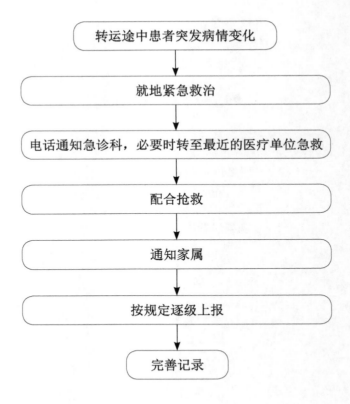

转运途中患者突发病情变化

↓

就地紧急救治

↓

电话通知急诊科，必要时转至最近的医疗单位急救

↓

配合抢救

↓

通知家属

↓

按规定逐级上报

↓

完善记录

三、住院患者猝死的应急预案及处理流程

【预案内容】

1. 患者突发猝死，立即就地抢救，同时报告医师。

2. 立即行胸外心脏按压、简易呼吸囊通气，紧急气管插管，行机械通气、心电监护等抢救措施。

3. 建立静脉通道，遵医嘱用药。

4. 头部置冰袋或戴冰帽保护脑细胞。

5. 通知家属，做好解释和安抚工作。

6. 严密观察患者病情，记录抢救过程，按规定逐级上报。

【处理流程】

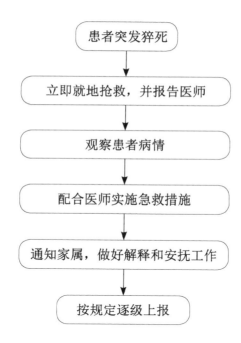

四、患者突发躁动时的应急预案及处理流程

【预案内容】

1. 立即报告医师，并约束或制动患者，防止意外发生。

2. 监测患者生命体征，遵医嘱给予镇静药物。

3. 通知家属，做好解释工作。

4. 根据需要建立静脉通道，备好抢救仪器和物品。

5. 完善记录。

【处理流程】

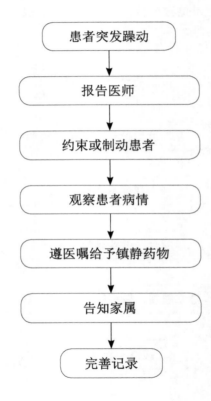

五、患者突发精神症状时的应急预案及处理流程

【预案内容】

1. 立即报告医师及护士长。

2. 采取安全保护措施，以免患者自伤或伤及他人。

3. 如患者出现过激行为，立即通知保卫科或相关部门协助处理，并考虑对患者采取躯体束缚，以防意外发生。

4. 遵医嘱用药，协助医师请专科会诊。

5. 通知患者家属 24 小时陪护。

6. 完善记录，并按规定逐级上报。

【处理流程】

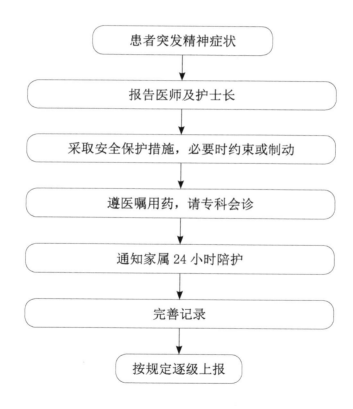

六、急性上消化道大出血患者的抢救预案及处理流程

【预案内容】

1. 立即通知医师及护士长，迅速建立静脉通道，补充血容量，遵医嘱配血、输血、急查血常规。

2. 如患者出现休克状态，给予加快输液速度，补充血容量，配合医师抢救。

3. 如为肝硬化食道静脉曲张破裂出血，配合医师放置三腔二囊管压迫止血。

4. 静脉应用垂体后叶激素或生长抑制素时，应遵医嘱严格控制滴速，防止速度过快而引起心悸、胸闷、头晕等不良反应。

5. 严密观察患者病情变化，遵医嘱给予心电及血压监护，做好记录。

6. 观察患者呕吐物及大便的性状、量、颜色，准确记录出入量。密切观察患者神志、面色、口唇、指甲的颜色，警惕再次出血。

7. 保持患者呼吸道通畅，及时清理呼吸道及口腔内积血，给予氧气吸入。

8. 患者绝对卧床休息，取平卧位并抬高下肢，以保证脑部供血。

9. 患者大出血期间，应禁食。出血停止后，可遵医嘱给予温冷流质饮食，逐渐过渡到高糖、低蛋白、无刺激的少渣食物。

10. 安抚患者及家属，同时完善记录。

【处理流程】

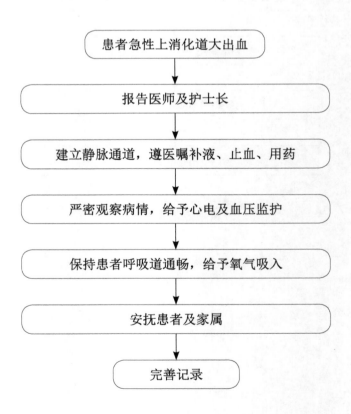

七、急性肺栓塞患者的抢救预案及处理流程

【预案内容】

1. 立即评估患者的神志、呼吸、脉搏以及皮下有无出血迹象。

2. 给予高流量吸氧（4～6 L/min），注意保持患者呼吸道通畅，按需吸痰，必要时给予气管插管或气管切开。

3. 建立静脉通道，如患者出现心跳呼吸骤停，立即给予心肺复苏，随时配合医师抢救。

4. 嘱患者绝对卧床休息，取患侧卧位，避免误吸和窒息。

5. 配合医师进行溶栓或抗凝治疗，注意观察用药效果。

6. 保持病室安静，安抚患者，严格限制探视。

7. 严密观察患者病情变化，遵医嘱给予心电及血压监护，完善记录。

【处理流程】

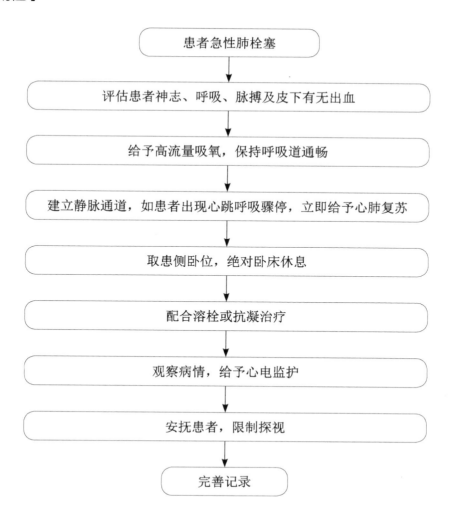

八、急性脑卒中患者的抢救预案及处理流程

【预案内容】

1. 评估患者的意识、面部表情、视力、语言及肢体活动情况。

2. 建立静脉通路，遵医嘱完善血液、凝血、生化检查。

3. 保持呼吸道通畅，给予吸氧；气道功能障碍者给予气道支持（插管／切开）及辅助通气。

4. 保护昏迷患者颈部及头部，并避免患者头部受震动，平稳转运。

5. 遵医嘱用药，必要时给予脱水降颅压、调控血压及止血、保护脑神经等治疗，观察患者用药效果。

6. 安抚患者，如有躁动者遵医嘱给予镇静治疗。

7. 遵医嘱给予心电监护，严密观察病情变化，完善记录。

【处理流程】

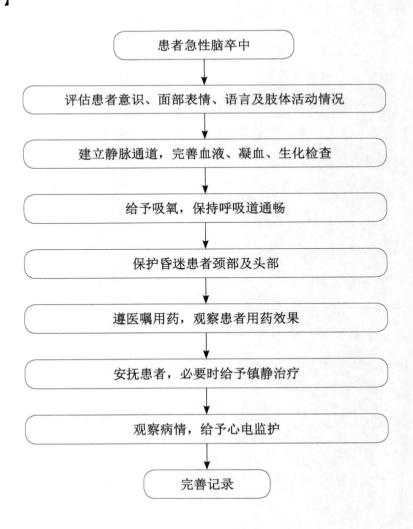

九、急性心力衰竭患者的抢救预案及处理流程

【预案内容】

1. 评估患者的循环和呼吸状态。

2. 协助患者取端坐位，双下肢下垂，减少静脉回流。

3. 遵医嘱完善心电图检查，同时给予心电、血压、血氧和呼吸监护。

4. SpO_2 < 90% 者给予氧疗；有呼吸困难者，遵医嘱给予无创通气治疗。

5. 建立静脉通路并控制输液滴速；遵医嘱完善各项血液检查。

6. 遵医嘱给予强心利尿药物治疗，注意观察患者用药效果。

7. 安抚患者，严密观察病情变化，完善记录。

【处理流程】

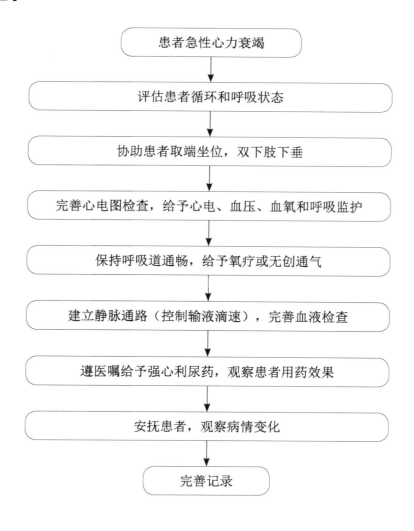

十、患者突发昏迷的抢救预案及处理流程

【预案内容】

1.将患者平卧，头偏向一侧或取侧卧位；及时吸痰清除口鼻腔分泌物，给予吸氧，保持呼吸道通畅并立即报告医师。

2.持续心电监护。

3.迅速建立静脉通道，遵医嘱给予强心、升压药，纠正休克。

4.完善相关检查，给予对症治疗。

5.严密监测患者生命体征及意识、瞳孔变化，观察有无恶心、呕吐及呕吐物的性状与量，准确记录出入液量。

6.脑保护治疗：给予亚低温治疗，即使用冰毯、冰帽进行局部降温；给予脑代谢促进剂。

7.病因治疗。

8.做好记录。

【处理流程】

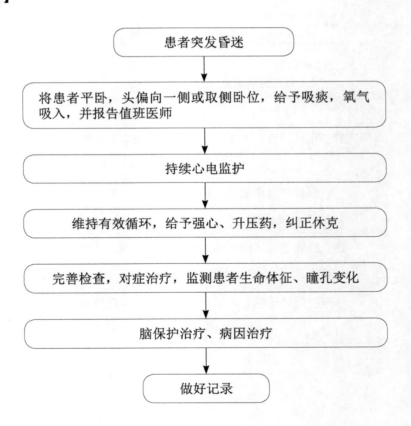

十一、心搏骤停患者的抢救预案及处理流程

【预案内容】

1. 评估确认现场安全，就地抢救。

2. 检查患者无反应，呼叫其他医务人员帮助，启动应急反应系统。

3. 评估患者是否无呼吸或出现濒死叹息样呼吸，同时检查大动脉是否有搏动，检查时间在 10 秒内。

4. 患者无呼吸或出现濒死叹息样呼吸，无脉搏，开始给予循环 30 次按压和 2 次人工呼吸。如有需要应该尽早除颤。

5. 持续心肺复苏直至患者恢复自主呼吸及触及大动脉搏动，或由高级生命支持实施人员接管。

6. 必要时通知麻醉科到场行紧急气管插管，并采取高级生命支持。

7. 做好记录。

【处理流程】

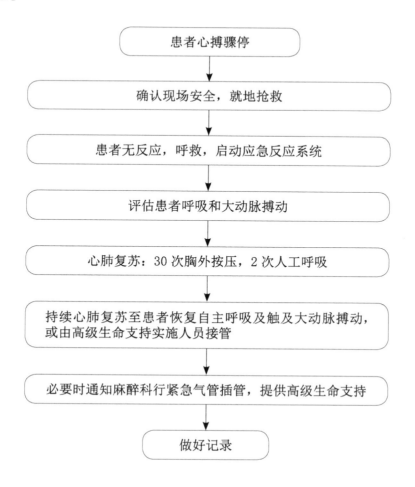

十二、患者中暑的应急预案及处理流程

【预案内容】

1. 立即脱离热环境。应迅速脱离高温、高湿环境，转移至通风阴凉处，尽快除去患者全身衣物以利散热，可将患者转移至 16～20℃空调房。

2. 快速测量体温。

3. 积极有效降温。因地制宜，根据现场条件灵活选择降温方法，可多种降温方法联用。可通过冷水喷洒、持续扇风、冷水浸泡、冰敷降温等降温措施；当患者体温降至 38.5℃时即停止降温或降低降温强度，以免体温过低。

4. 快速补液。意识清醒者可口服含钠清凉饮料或淡盐水；中度、重度中暑患者应快速建立静脉通路，输注生理盐水或林格液。避免早期大量输注葡萄糖注射液，以免血钠在短时间内快速下降，加重神经损伤。

5. 气道保护与氧疗。保持呼吸道通畅，防止呕吐误吸。意识不清的患者，禁止喂水。根据患者病情选择合适氧疗工具，维持 $SpO_2 \geqslant 90\%$。热射病患者建议早期积极进行气管插管。

6. 控制抽搐。遵医嘱给予镇静药物，防止舌咬伤等意外伤。

7. 快速转运。现场处理后应尽快组织转运，送至就近有救治经验的医院。在转运途中，应确保持续有效地降温，与目标医院做好病情交接。

【处理流程】

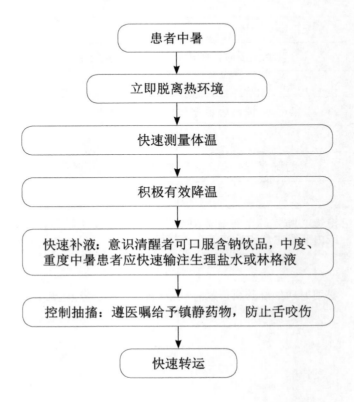

第四章　护理安全管理应急预案及处理流程

一、患者跌倒/坠床的应急预案及处理流程

【预案内容】

1. 患者不慎跌倒/坠床，立即到现场，同时通知医师。
2. 对患者的情况做初步判断，如测量生命体征，判断患者意识等。
3. 医师到场后，协助医师进行检查，遵医嘱处理。
4. 如病情允许，将患者移至抢救室或病床上。
5. 协助医师通知患者家属。
6. 记录患者跌倒/坠床及处理过程，按规定逐级上报。
7. 填报不良事件系统，科室组织进行原因分析并整改。

【处理流程】

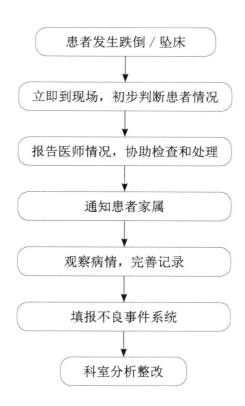

二、患者发生管道滑脱时的应急预案及处理流程

【预案内容】

1. 发现患者管道滑脱，立即采取相应措施，将患者损害降至最低，并通知医师。
2. 根据患者病情及医嘱，必要时给予再次置管。
3. 对烦躁患者应给予适宜的约束措施，并做好心理护理，防止患者自行拔管。
4. 密切观察患者病情变化。
5. 完善记录，做好交接班。
6. 填报不良事件系统，上报护理部。
7. 科室组织进行原因分析并整改。

【处理流程】

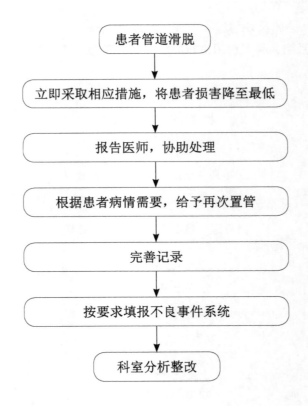

三、患者外出或外出不归时的应急预案及处理流程

【预案内容】

1. 发现患者不明原因外出，立即电话联系患者及家属，查找患者去向，报告医师、科主任及护士长，必要时通知保卫科协助寻找。

2. 视情况报告医务部、护理部，夜间通知院内总值班。

3. 患者返回后通知相关人员和部门，并再次对患者强调住院管理制度。

4. 若确属外出不归，需双人共同清理登记患者物品、钱款并妥善保管。

5. 完善记录，科室分析整改。

【处理流程】

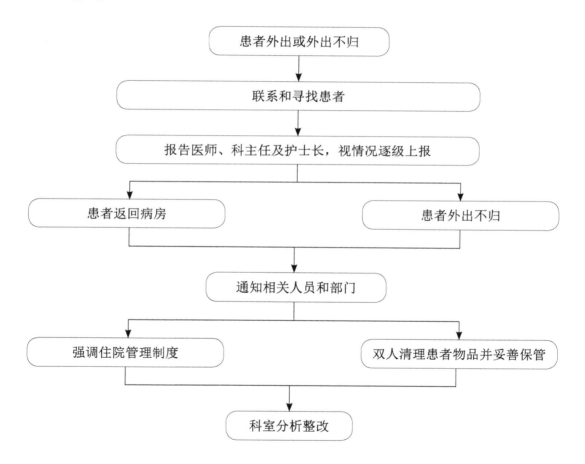

四、患者走失的应急预案及处理流程

【预案内容】

1. 发现有患者走失时，安排人员外出寻找，立刻通知科主任、护士长，并向保卫科、医务部、护理部报告，及时与家属取得联系，寻求帮助和支持。

2. 评估患者的可能去向，采取紧急措施。

3. 必要时拨打"110"报警，帮助寻找患者下落。

4. 必要时，在互联网媒体平台上刊登寻人启事。

5. 患者返回后立即通知相关部门，观察患者生命体征。

6. 在护理记录中如实记录，启动不良事件上报流程，科室进行讨论。

【处理流程】

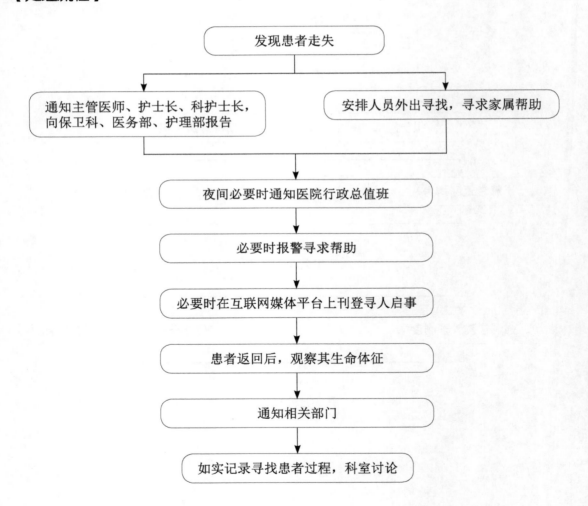

五、紧急封存患者病历的应急预案及处理流程

【预案内容】

1.当出现纠纷和医疗争议，患者及家属要求封存病历时，立即报告科主任、护士长及医务部（晚间及节假日通知院总值班）。

2.妥善保管病历。如为抢救患者，在抢救结束后6小时内据实完善记录。

3.医护人员与患者或近亲属共同在场的情况下封存，按规定由相关部门保管。

【处理流程】

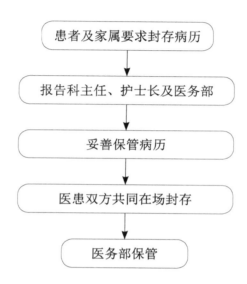

```
患者及家属要求封存病历
        ↓
报告科主任、护士长及医务部
        ↓
    妥善保管病历
        ↓
  医患双方共同在场封存
        ↓
     医务部保管
```

六、处理护理投诉及纠纷的应急预案及处理流程

【预案内容】

1.患者投诉发生后，迅速采取积极有效的措施，控制事态，防止矛盾激化。

2.报告科主任和护士长，及时组织调查，了解投诉原因，听取患者意见，并予以解释。如果患者能够接受，投诉处理到此终止；如果患者不能接受，则向护理部/医务部汇报。

3.主管部门接到汇报，立即了解情况，与科主任、护士长共同协商解决办法。如患者能够接受，投诉处理到此终止；如果不能接受，请患者提供书面材料，然后找有关责任人调查了解详情，提出解决问题的方案，并向分管副院长汇报，与患者协商处理意见，如患者接受，处理到此终止。

4.对主管部门已接待，但仍无法解决的护理纠纷，建议患者或家属按法定程序进行鉴定。当事科室1周内备齐并提交相关材料，并指定专人出席鉴定会。

5.患者投诉的意见及处理结果，统一由医院官方发布，切勿擅自上传。科室组织讨论分析，及时整改。

【处理流程】

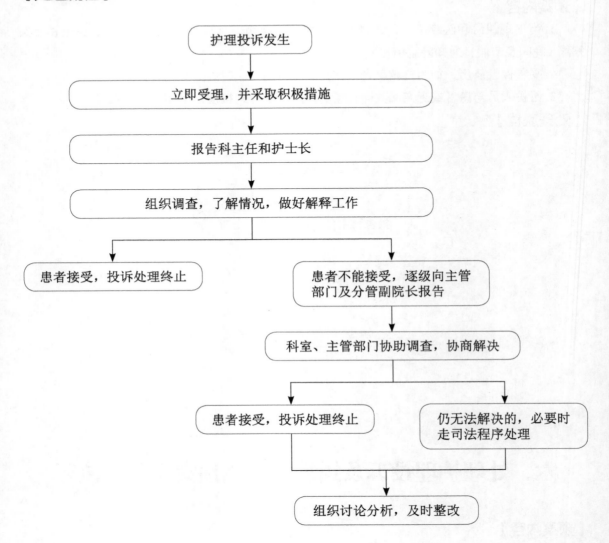

七、护理人员发生针刺伤时的应急预案及处理流程

【预案内容】

1.护理人员在操作时不慎被污染的锐器划伤刺破，应立即挤出伤口血液，流动水冲洗并消毒，必要时外科处理。尽快确定传染源及风险程度，并进行血源性传播疾病的检查和随访。

2.被乙肝、丙肝阳性患者血液、体液污染的锐器刺伤后，在24小时内抽血查乙肝、丙肝抗体，必要时同时抽患者血对比。同时注射乙肝免疫高价球蛋白，按1个月、3个月、6个月接种乙肝疫苗。

3. 被HIV阳性患者血液、体液污染的锐器刺伤后，在24小时内抽血查HIV抗体，必要时同时抽患者血对比，按1个月、3个月、6个月复查，遵医嘱预防用药。

4. 报告医院感染管理科进行登记、上报、随访等。

5. 每例针刺伤发生后，科内组织分析、讨论并记录，并根据分析结果，进行必要的流程整改与培训。

【处理流程】

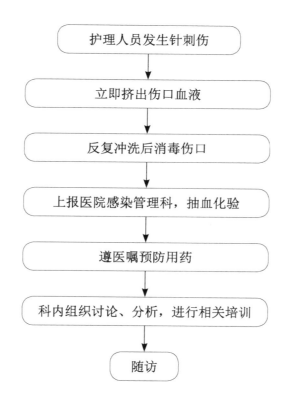

护理人员发生针刺伤

↓

立即挤出伤口血液

↓

反复冲洗后消毒伤口

↓

上报医院感染管理科，抽血化验

↓

遵医嘱预防用药

↓

科内组织讨论、分析，进行相关培训

↓

随访

八、患者自残或自杀的应急预案及处理流程

【预案内容】

患者有自残或自杀倾向：

1. 发现患者有自残或自杀倾向时，立即报告主管医师、护士长及科室主任。

2. 检查患者病室内环境，对发现的私藏药品、锐利器械等危险物品予以没收。锁好门窗，防止意外发生。

3. 告知患者家属24小时看护，不得离开。

4.每班重点交接，做好详细记录，密切注意患者心理变化，准确掌握其心理状态。

5.查找患者自杀、自残的原因，有针对性地做好心理护理，尽量减少不良刺激对患者的影响。

患者发生自残或自杀后处理：

1.发现患者自杀，立即通知医师，携带必要的抢救物品及药品与医师一同奔赴现场，同时报告科主任、护士长、医务部或院总值班、保卫科、护理部，拨打"110"报警，并通知家属。

2.封锁现场并维持秩序。

3.判断患者自杀/自残的方式、时间、病情程度、是否有抢救的可能。如有可能，应立即就地抢救。神志清醒者，做好心理危机干预与治疗，并与家属沟通，防止再次自杀。

4.如抢救无效，保护自杀现场（病房内及病房外现场），安抚家属，做好善后。

5.完善记录，配合有关部门调查。

6.组织分析反馈。

【处理流程】

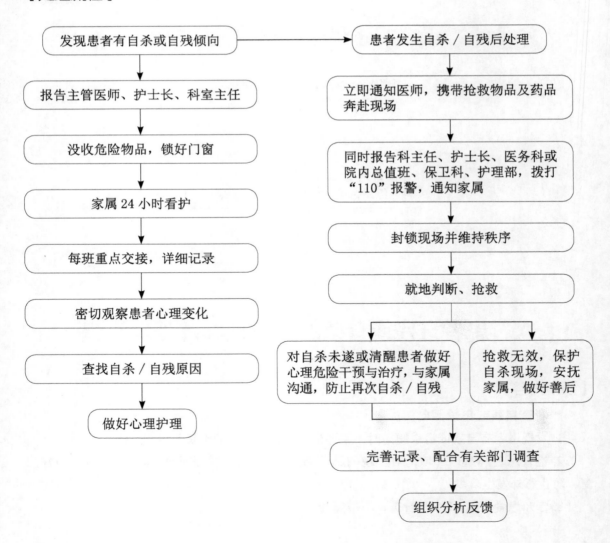

九、患者发生误吸时的应急预案及处理流程

【预案内容】

1. 误吸物为固体，立即给予海姆利希法将误吸物从气道冲出（鸡骨头、鱼刺等骨刺除外）。

2. 误吸物为液体，嘱患者用力咳嗽，或采取俯卧位，头低脚高，叩拍其背部；必要时负压吸引，尽可能使吸入物排出，同时通知医师。

3. 及时清理患者口腔痰液、呕吐物等。

4. 监测患者生命体征和血氧饱和度，如出现严重发绀、意识障碍及呼吸异常，在采用简易呼吸器维持呼吸的同时，紧急请麻醉科插管吸引或气管镜吸引。

5. 通知患者家属，做好解释。

6. 完善记录。

7. 组织讨论分析。

【处理流程】

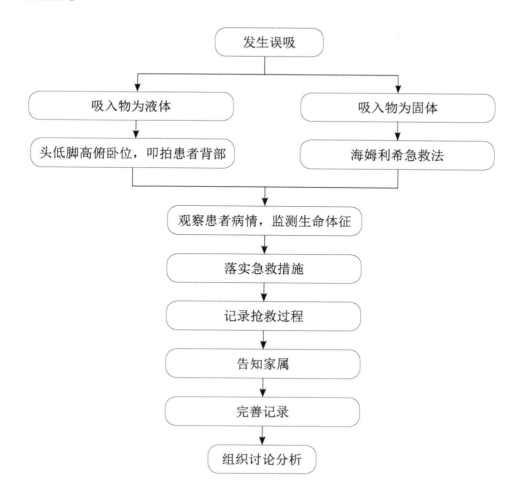

第五章 突发事件应急预案及处理流程

一、停水和突然停水的应急预案及处理流程

【预案内容】

1. 接到停水通知后，做好停水准备。
2. 通知患者停水时间，协助患者备好生活用水和饮用水。
3. 病房热水器烧好热水备用。
4. 突然停水时，立即报告水电组，查询原因，及时维修。
5. 加强巡视，做好解释，及时解决患者饮水及用水需求。

【处理流程】

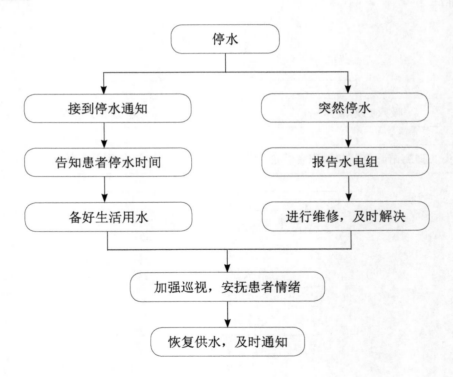

二、泛水的应急预案及处理流程

【预案内容】

1. 查找泛水原因，立即予以解决；如不能自行解决，报告水电组或相关部门。
2. 泛水区域放置安全警示标识，防止患者跌倒。
3. 加强巡视，维持病房秩序及安全。
4. 协助水电组解决，及时清理积水。

【处理流程】

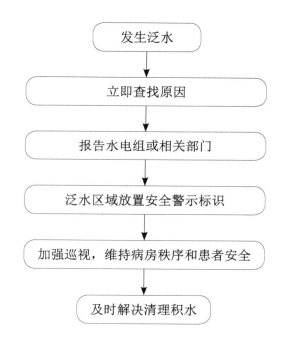

发生泛水
↓
立即查找原因
↓
报告水电组或相关部门
↓
泛水区域放置安全警示标识
↓
加强巡视，维持病房秩序和患者安全
↓
及时解决清理积水

三、停电和突然停电的应急预案及处理流程

【预案内容】

1. 接到停电通知后，做好停电准备。备好应急灯、手电、备用电源等，如有抢救患者使用电动力仪器时，需找替代的方法。
2. 突然停电，立即寻找抢救患者仪器运转的动力方法，维持抢救工作，并开启应急灯照明等。
3. 使用呼吸机的患者，应在呼吸机旁备有简易呼吸器，以备突然停电时使用。
4. 报告水电组，查询停电原因。

5. 加强巡视，安抚患者，注意防火防盗。

6. 恢复供电，检查仪器设备性能并重新确认使用参数。

【处理流程】

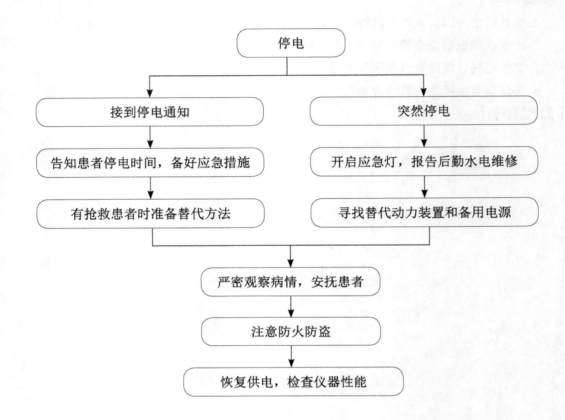

四、火灾的应急预案及处理流程

【预案内容】

1. 发现火情，立即呼救并组织周围人员灭火，使用现有灭火器材积极扑救。

2. 立即报告保卫科及上级领导，夜间须电话通知院总值班。

3. 火情无法扑灭时，工作人员迅速分工，分别拨打"119"报警和组织患者疏散；尽可能切断电源、气源。

4. 按"先救人后救物"原则，将患者撤离疏散到安全地带。撤离时不要乘坐电梯，走安全通道；嘱患者用湿毛巾捂住口鼻，尽可能以最低的姿势匍匐快速前进。

5. 关好邻近房间的门窗，以减缓火势扩散速度。

6. 在有效时间内撤出易燃易爆物品，抢救贵重仪器设备及重要资料。

7. 稳定患者情绪，保证患者生命安全。

8. 做好险情记录。

【处理流程】

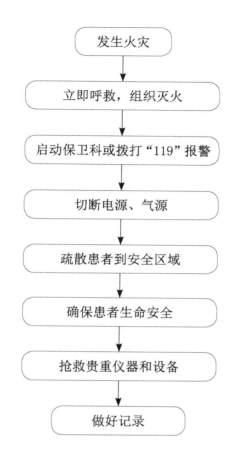

发生火灾

↓

立即呼救，组织灭火

↓

启动保卫科或拨打"119"报警

↓

切断电源、气源

↓

疏散患者到安全区域

↓

确保患者生命安全

↓

抢救贵重仪器和设备

↓

做好记录

五、地震的应急预案及处理流程

【预案内容】

1. 地震来临时，值班人员应冷静面对，立即报告相关部门，关闭电源、水源、气源、热源，尽力保障人员的生命及国家财产安全。

2. 发生强烈地震时，需将患者撤离病房，疏散至广场、空地。撤离过程中，护理人员要注意维护秩序，安慰患者，减少患者的恐惧。

3. 情况紧急不能撤离时，迅速组织在场人员及患者寻找有支撑的地方蹲下或坐下，保护头颈、眼睛，捂住口鼻。

4. 维持秩序，防止混乱发生。

5. 做好险情记录。

【处理流程】

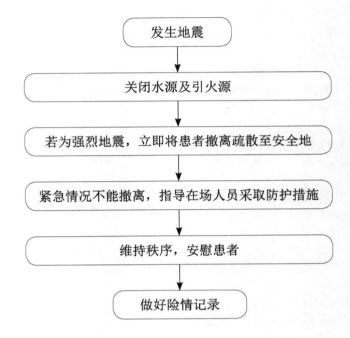

发生地震

↓

关闭水源及引火源

↓

若为强烈地震，立即将患者撤离疏散至安全地

↓

紧急情况不能撤离，指导在场人员采取防护措施

↓

维持秩序，安慰患者

↓

做好险情记录

六、遭遇暴徒时的应急预案及处理流程

【预案内容】

1. 遭遇到暴徒时，护理人员应保持头脑冷静，采取必要措施保护患者和自身安全。

2. 设法报告保卫科，或寻求在场其他人员的帮助。

3. 安抚患者及家属，减少在场人员的焦虑、恐惧情绪。

4. 暴徒逃走后应注意其走向，主动协助保卫人员的调查工作。

5. 尽快恢复科室的正常医疗护理工作，保证患者安全。

6. 做好记录。

【处理流程】

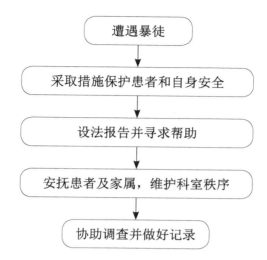

七、急救设备仪器故障的应急预案及处理流程

【预案内容】

　　1. 呼吸机、手术设备、监护和抢救仪器等设备在使用过程中如遇故障或意外停电（未配备用电池的），立即停用。

　　2. 同时评估患者状况，根据情况立即采取替代设备和措施。

　　3. 如无替代设备，报告医疗设备科请求紧急调配或维修，必要时报告医务部。

　　4. 调配过程中，根据患者状况，给予必要的急救应急措施。

　　5. 严密观察患者的生命体征及病情变化，及时记录；对清醒患者及家属应做好心理护理。

　　6. 报医疗设备科或维修组进行维修。

【处理流程】

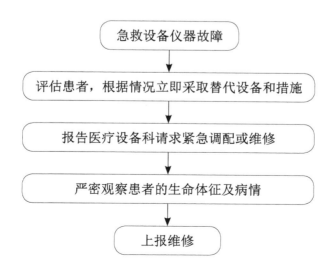